Zur

# historischen Biologie der Krankheitserreger

Materialien, Studien und Abhandlungen

gemeinsam mit

V. FOSSEL, Graz, T. v. GYÖRY, Budapest, W. HIS, Berlin

herausgegeben von

KARL SUDHOFF und GEORG STICKER
Leipzig Bonn

---

2. Heft

Georg Sticker

## Die Bedeutung der Geschichte der Epidemien für die heutige Epidemiologie

Ein Beitrag zur Beurteilung des Reichsseuchengesetzes

Gießen 1910
Verlag von Alfred Töpelmann (vormals J. Ricker)

Druck von C. G. Röder G. m. b. H., Leipzig.

# Die Bedeutung der Geschichte der Epidemien für die heutige Epidemiologie.[1])

Hat die Geschichte der vergangenen Volkskrankheiten für unsere Zeit noch Bedeutung? Ist es nötig oder wenigstens ersprießlich, sie zu kennen und um Rat zu fragen, oder ist die Mühe, die wir ihrer Erforschung zuwenden, verloren und eine Zeitvergeudung träumender müßiger Leute, die besser täten, alte unklare und ungenügende Erfahrungen ruhen zu lassen und, unbekümmert um das Dunkel der Vergangenheit, im Lichte der experimentellen Forschung, worin das neunzehnte Jahrhundert uns erzogen hat, fortzuschreiten?

Wer diese Fragen öffentlich aufwirft, hat sich schon entschieden, hat die Fäden von der Gegenwart zur Vergangenheit hier und da angeknüpft, hat die Überzeugung gewonnen, daß sein Unternehmen nicht stille stehen darf und daß er seinen Zeitgenossen und den Nachkommenden etwas zu sagen hat.

Was ich zu sagen habe oder vielmehr was die Geschichte der Seuchen durch mich zu sagen hat, will ich in einer übersichtlichen Weise darzulegen versuchen, nicht mit allgemeinen Erwägungen sondern an einem lebendigen Beispiel, indem ich große Bemühungen verflossener Jahrhunderte um die Lösung einer wichtigen Aufgabe, vor die uns die Gegenwart aufs neue stellt, von ihren Aufängen bis in unsere Tage zusammenhängend vor unserem Geiste erstehen lasse. Ich meine die Aufgabe der staatlichen Seuchenabwehr.

Das ist, wenn wir einigen Wortführern der heutigen Seuchenbekämpfung Gehör leihen wollten, von vornherein ein überflüssiges Unternehmen. Ist nicht die Lehre von den parasitären und Infektionskrankheiten eine ganz neue Lehre und ihre endliche Überwindung der wahre Triumph unserer Tage?

---

[1]) Die Zahlen deuten auf Anmerkungen am Ende des Heftes.

Wie konnte man von Epidemien etwas wissen ohne die Bakteriologie, gegen sie etwas unternehmen ohne die Bakterioskopie und Bakteriotherapie? Welches Zeitalter hat wie das unsrige die Lepra, die Tuberkulose, die Cholera, die Pest besiegt?

Von einer Bekämpfung dieser verheerenden Seuchen hatten unsere Vorfahren ja keine Ahnung. Denn „in den alten Medizinaledikten, von dem ersten und bedeutendsten an, welches Kaiser Friedrich der Zweite in Neapel erließ, bis in die neuere Zeit finden sich über die Seuchenbekämpfung kaum Andeutungen. Und wenn, wie es im späteren Mittelalter in zahlreichen Städten, namentlich bezüglich der Pest geschah, Vorschriften über die Seuchenbekämpfung erlassen wurden, so beschränkten sich diese doch mehr auf Warnungen und diätetische Vorschriften und enthielten keine wirksamen Schutzmaßregeln. . . . . . Daß die übertragbaren Krankheiten verschiedenen spezifischen Keimen ihre Entstehung verdanken, daß sie von Person zu Person übertragbar sind, diese Erkenntnis ist eine Errungenschaft erst des vorigen Jahrhunderts. Im Mittelalter und bis in die spätere Zeit glaubte man, die Pest und andere Volksseuchen auf Erdbeben, atmosphärische und tellurische Einflüsse und dergleichen zurückführen zu sollen; was wunder, daß man nichts Wirksames gegen ihre Verbreitung anzugeben wußte.“ [2])

Die vorstehenden Worte sind von einem offiziellen Vertreter der staatlichen Seuchenpolizei geschrieben und vom preußischen Minister der geistlichen, Unterrichts- und Medizinalangelegenheiten dem Vierzehnten internationalen Kongreß für Hygiene und Demographie des Jahres 1907 in Berlin dargeboten worden, dürfen also Anspruch auf Berücksichtigung erheben.

Fragen wir darum die Geschichte, ob unsere Vorfahren in der langen Vergangenheit wirklich unfähig gewesen sind, richtige Vorstellungen von den Ursachen der Seuchen zu gewinnen und wirksame Mittel und Wege für ihre Abwehr zu finden? Prüfen wir das Werk unserer Zeit, die Besiegung der Volkskrankheiten, der Lepra, der Tuberkulose, der Cholera und ganz besonders der Pest.[3])

Zunächst die Besiegung der Lepra. — Bisher hat man immer geglaubt und ausgesprochen, daß sie das Werk des Mittelalters gewesen sei, welches wenigstens im christlichen Abendlande durch die Errichtung von mehr als dreißigtausend Aussatzhäusern und Leprosenheimen bereits im vierzehnten Jahrhundert mit der Lepra so gut wie fertig geworden war; durch Errichtung jener musterhaften und menschenwürdigen Einrichtungen, deren letzte Spur in Westeuropa im vorigen Jahre ein Kreis von Gelehrten aller sechs Erdteile an der Westküste Norwegens, in Bergen, besuchen durfte[4]) und deren Vorbild zu erreichen die Gründer des neuen preußischen Leprahauses an der äußersten Ostgrenze, in Memel, sich lobenswert bemüht haben. Gerne möchte ich hier ein lebensvolles Bild der mittelalterlichen Arbeit für die Überwindung der Lepra entwerfen. Aber das würde uns abseits führen. Gehen wir weiter!

Die Besiegung der Tuberkulose. — Was diese angeht, so befinden wir uns zweifellos heute auf einem guten, aber keineswegs auf einem neuen Wege der Bekämpfung. Wir sind in den letzten drei Jahrzehnten wieder zu der Erkenntnis zurückgekehrt, die mindestens vom elften Jahrhundert ab bis zum Beginn des neunzehnten Jahrhunderts die ununterbrochene Überzeugung des Volkes und der meisten Ärzte gewesen ist, zu der Erkenntnis, daß die Schwindsucht eine ansteckende Krankheit sei, die durch den engeren und weiteren Verkehr mit den Schwindsüchtigen, durch den Gebrauch ihrer Eßgeräte, Kleider, Betten, Wohnungen übertragen werde, übertragen werden könne, nicht übertragen werden müsse, und wir haben wieder angefangen, den Lehrsatz: phthisis contagiosa afficit contactu, fomite et ad distans[5]) genau so zur Grundlage für unsere Abwehr- und Ausrottungsmaßregeln zu machen, wie das viele geistliche und weltliche Fürsten und Städteverwaltungen bebesonders im 16., 17. und 18. Jahrhundert mit Umsicht und Nachdruck getan haben. — Auch das durfte ich hier nur andeuten.

Die Besiegung der Cholera. — Über ihre Möglichkeit in absehbarer Zeit wagen nicht einmal die klugen und zielbewußten Engländer in Indien zu reden. Und wir in Deutschland kennen doch nicht das Übel soviel besser als sie, um ihnen das erste Urteil absprechen zu dürfen. Übrigens stehen wir in Europa, soviel ich weiß, auch erst vor der Jahrhundertfeier des ersten Cholerasiegeszuges, und da scheint doch eine Vergleichung zwischen alten und neuen Leistungen in der Cholerabwehr etwas verfrüht. Wenigstens ist mir gar nichts bekannt von der Cholera im Mittelalter und den übertriebenen und lächerlichen Maßregeln des Mittelalters gegen die Cholera, wovon ein Delegierter für die internationale Sanitätsgesetzgebung bei der Venediger Konferenz im Jahre 1897 spricht.[6])

An dem Beispiele der Pest, deren Geschichte fast drei Jahrtausende alt ist und deren Erreger vor 15 Jahren entdeckt wurde, läßt sich vielleicht am ehesten ein sachliches Urteil darüber gewinnen, ob es sich hier und da der Mühe lohne, in die Vergangenheit zurückzukehren, um eine Lehre für heute mitzubringen. Wir wollen also für unseren Zweck die praktische Frage der staatlichen Pestabwehr aus der Pestgeschichte herausgreifen. Wir wollen untersuchen, wieweit wir heute in der Kunst der Abwehr und Ausrottung der Pest gegenüber der Zeit sind, die die letzte allgemeine Ausbreitung des Übels gesehen hat, gegenüber dem vierzehnten Jahrhundert.

Der Erreger der Pest ist im Jahre 1894 in Hongkong mit den Mitteln, die uns Robert Koch gegeben hat, entdeckt worden. Im selben Jahre eroberte die Pest, die fünfzig Jahre gebraucht hatte, um von den Hochtälern der tibetanischen Randgebirge zur Südküste Chinas zu gelangen, die Inseln Hainan, Macao und Lappa im Chinesischen Meer und machte damit ihre ersten wirksamen Vorstöße zu weiteren Eroberungen auf den Wasserstraßen des internationalen Menschenverkehrs. Von dem gewaltigen Pestbrande, der dann zwei Jahre später in Bombay aufging und nun seit vierzehn Jahren in Indien lodert, ist wiederholt ein Funken nach Europa herübergeflogen und hat Schrecken erregt. Wir erinnern an das traurige Ereignis in Wien, wo Doktor Müller, ein Arzt, der in Bombay Hunderte von Pestkranken ohne eigenen Schaden gesehen und untersucht und behandelt hatte, während der Behandlung eines Laboratoriumsdieners, den bei der Besorgung künstlich verpesteter Tiere das Übel ergriff, angesteckt wurde und sterben mußte. Wir erinnern an den Fall in Berlin, wo ein Schüler des Kochschen Institutes, Doktor Sachs, bei Untersuchungen über den Pestbazillus an Lungenpest erkrankte und starb. Wir denken an die wiederholten Zeitungsberichte von den vereinzelten pestkranken Menschen und von Pestratten, die gelegentlich aus verseuchten Ländern auf Schiffen nach London, nach Glasgow, nach Hamburg, nach Bremen getragen worden sind. Die englischen, die hamburgischen, die bremischen, die preußischen, die österreichischen Behörden haben sich natürlich die ärztliche und polizeiliche Behandlung der gedachten Pestfälle nicht zum Verdienst angerechnet. Denn sie taten ihre Pflicht. Aber die Zeitungen haben jedesmal sehr viel Worte über die unermüdlichen und opferfreudigen Anstrengungen bei der Bekämpfung dieser Pestfälle gemacht, wie wenn es sich um die Rettung der bedrohten Städte, um die Rettung von Deutschland, von ganz Europa dabei gehandelt hätte.

Und handelte es sich nicht wirklich darum? Fängt nicht die offizielle Belehrung des Deutschen Bundesrates über die Pest für die Ärzte, als deren Hauptverfasser ich mich selbst bekennen muß,[7]) mit den Worten an, daß wiederholt ein einzelner Pestkranker es war, der ein vorher verschontes Land angesteckt hat?

Gewiß. So ist es. Der einzelne Pestkranke kann ein ganzes Land anstecken, aber er muß es nicht. Das zu wissen, bedarf es keines Studiums der Pestgeschichte. Das sah man in Indien seit dem Oktober 1896 sozusagen jeden Tag. Während der fünf Monate des ersten großen Ausbruches in Bombay, der zwischen zwanzigtausend und fünfundzwanzigtausend Menschen wegraffte, flohen aus der Inselstadt, die fast eine Million Köpfe zählte, ungefähr zweihunderttausend Menschen weg und zerstreuten sich ungehindert mittels der Schiffe und Eisenbahnen nach allen Richtungen in die Städte und Dörfer des Festlandes. Unter ihnen Hunderte von Verpesteten, die draußen starben. Aber zunächst wurden nicht mehr als vier Städte verseucht und diese nicht einmal mit Gewißheit durch die flüchtigen Menschen. In hunderten von Orten erloschen die Pestfunken und Pestfunkengarben, ohne daß jemand daran dachte oder die Möglichkeit sah, sie zu ersticken. Freilich ist in der Folge ganz Vorderindien verpestet worden; wie und warum, werden wir nachher erfahren. Aber dafür sind die meisten anderen Länder der Erde, zu denen in vierzehn Jahren immer und immer wieder die Pest getragen wurde, nicht angesteckt worden. Nicht jeder Ort, nicht jedes Land ist pestempfänglich. Seit dem Jahre 1896 greift die Pest unaufhörlich auf den Schiffen des Westens und des Ostens die Häfen und Flußläufe aller Erdteile an und belagert in Gestalt verseuchter Rattenvölker weite Küstenstrecken mit größter Hartnäckigkeit. Kaum ein großer Hafen in der alten und in der neuen Welt, dessen Ratten nicht zeitweilig oder auf eine unabsehbare Dauer in den letzten dreizehn Jahren die Pest empfangen, kaum ein Hafen, der nicht pestkranke Menschen aufgenommen hätte. Und dennoch hat die Pest bisher nur in wenigen Ländern Fuß gefaßt. Sie hat einzelne Teile von China in Besitz genommen; sie hat Vorderindien erobert und hier binnen vierzehn Jahren von dreihundert Millionen Menschen über fünf Millionen, den sechzigsten Teil der Bevölkerung gefordert, was nebenbei bemerkt noch eine milde Verwüstung ist im Vergleich zu den Verheerungen europäischer Völker durch frühere Epidemien, die bis zu zwei Drittel und mehr der Menschen verzehrt haben. Sie hat sich auch in anderen Ländern einheimisch erklärt, ohne indessen hier größere Verheerungen anzurichten, als es gelegentlich irgend eine der mildesten Seuchen tut. So sind in Ägypten, das im April 1899, also vor elf Jahren, von Alexandrien aus angesteckt wurde und seit dem Jahre 1901 aufwärts bis zum Wendekreis verseucht ist, bis heute bei einer Bevölkerung von zehn Millionen kaum fünftausend Erkrankungen und etwas mehr als dreitausend Todesfälle gezählt worden. Das ist ein Verlust von drei Menschen auf zehntausend. Bedenken wir, daß bei uns die Scharlachseuche alljährlich mehr als das Siebenfache an Menschenleben fordert! Und darüber regen sich die Zeitungen nicht auf.

In hunderten von Häfen und Städten aller Erdteile, ich wiederhole es, sind zahllose Pestfunken ohne weitere Folgen wieder erloschen.

Wir könnten nun versucht sein, den Mitteln fortschreitender Wissenschaft und gesteigerter Gegenwirkung, mit denen sich die Menschen wider den Andrang der alten Feindin wehren, die Vergeblichkeit der bisherigen Angriffe wenigstens für Europa und Nordamerika zuzuschreiben. Aber auf der Inselflur des Stillen Ozeans, an den Küsten Afrikas, in vielen Häfen Südamerikas, wo garnichts oder so gut wie nichts zur Abwehr geschehen ist, zeigt sich die Pest nicht stärker als in den Ländern, die ihr mit allem Eifer entgegentreten. Und so müssen wir es wohl als ein gutes Glück und nicht als das Verdienst unserer Abwehranstrengungen betrachten, wenn die kleinen Funken, die bei uns entglommen und verglommen sind, keinen weiteren Schaden angerichtet haben.

Und dennoch, sahen nicht unsere Behörden in den beiden vorhingenannten Laboratoriumsfällen eine ungeheure Gefahr? Aus welchem Grunde hätte sonst der Deutsche Bundesrat das Verbot erlassen, niemand dürfe ohne besondere Erlaubnis der Landeszentralbehörde und ohne Erfüllung ganz bestimmter Voraussetzungen mit Pestkulturen arbeiten? Sind etwa Pestkulturen aus dem Laboratorium gefährlicher als ein Pestmensch oder eine Pestratte?

Das vierzehnte Jahrhundert traute klugen spanischen Juden die schwarze Kunst zu, aus Pestbeulen und Pesteiter in der Mumie des Eies das Pestgift zu bewahren und zu vervielfältigen, und das sechzehnte und siebzehnte Jahrhundert sind voll von Anklagen über die Bösewichte, die mit künstlich gepflegtem Pestsamen, in Pestsalben und Pestpulvern, die Häuser und Städte entvölkerten. Wieviel Wahres daran ist, kann ich hier nicht erörtern; nur soviel sei gesagt: die Gefährlichkeit der heutigen Pestkulturen ist vielleicht nicht kleiner, aber sicher auch nicht größer als die Gefährlichkeit der Pestis manufacta vor zweihundert und dreihundert Jahren.

Warum, fragten wir, wurde gerade das Arbeiten mit Pestbazillen verboten neben dem Arbeiten mit Cholerakulturen, die Pettenkofer und seine Schüler ungestraft geschluckt haben, und dem Arbeiten mit Rotzbazillen, das doch gewiß nicht gefährlicher ist als der Gang auf einer automobilbefahrenen Landstraße? Fast jährlich fallen Ärzte der Diphtherie als Opfer, weil sie Diphtheriekranke pflegen; aber ein Arbeiten mit Diphtheriekulturen ist nicht verboten worden. Jährlich stecken sich Ärzte in der Ausübung ihres Berufes mit dem Erreger der Tuberkulose, des Erysipels, des Kindbettfiebers, der Syphilis an; aber keine Vorschrift hindert uns, Tuberkelbazillenkulturen und Streptokokkenkulturen anzulegen oder Versuche mit dem Schaudinnschen Spironema zu machen, soviel wir wollen. Jährlich erkranken zahlreiche Menschen durch das Bakterium der Fleischvergiftungen; aber den landwirtschaftlichen Instituten ist es nicht verboten, unter dem Namen Ratin an jeden Bauer soviel Kulturen davon abzugeben, als er bezahlen will.

Worauf beruht die besondere Vorsicht mit dem Pesterreger? Fürchtet man nicht am Ende doch, daß ein Röhrchen Pestkultur eine Stadt, ein Land verpesten könne, daß das Pestgift, wie Chirak im Jahre 1694 sich ausdrückt, einem Sauerteig gleich sei, der einen Haufen Mehl, so groß wie die Erde, in Sauerteig umwandeln könne?

Auf die Frage nach der Pestgefahr, wie sie heute den verantwortlichen Behörden vorschwebt, haben diese eine glatte und klare Antwort in dem Deutschen Reichsgesetz, betreffend die Bekämpfung gemeingefährlicher Krankheiten, vom 30. Juni 1900 gegeben. Dieses Gesetz, das außer der Pest die Lepra, die Cholera, das Fleckfieber, das Gelbfieber, die Pocken — letztere trotz dem allgemeinen und zuverlässig geltenden Impfschutz — bekämpft, dieses Gesetz macht allen Ärzten, Haushaltungsvorständen, Krankenpflegern und Leichenschauern zur Pflicht, jede ihnen zuständige Pesterkrankung, jeden Pestverdacht und jeden Todesfall an Pest der Polizei anzuzeigen, damit von ihr sofort ein beamteter Arzt an das Krankenbett oder in das Sterbehaus geschickt werde, um die Feststellung der Pest zu besorgen und selbst oder durch die Polizei die gesetzlichen Schutzmaßregeln zu veranlassen.

Diese bestehen darin, daß der Kranke, sein Haus, seine Verwandtschaft, seine Freundschaft, seine Nachbarschaft und sein Umstand und Verkehr überhaupt, soweit er krankheitsverdächtig oder ansteckungsverdächtig erscheint, in Beobachtung und Gewahrsam genommen wird; daß der Kranke, falls es den Behörden gut erscheint, von den Seinigen getrennt und beide Teile von der weiteren Bürgerschaft in geeigneten Unterkunftsräumen abgesondert werden; daß alle, die mit dem Kranken in Berührung oder Verkehr treten müssen, Pfleger, Ärzte, Seelsorger und Urkundspersonen unter Aufsicht gestellt und mit Verkehrsbeschränkungen belegt werden. — Nach Feststellung eines Pestfalles haben die Landesbehörden weiterhin die gesetzliche Befugnis, die gewerbsmäßige Anfertigung, Verbreitung und Ausfuhr der pestfangenden und pestverbreitenden Gegenstände in den befallenen und bedrohten Ortschaften und Bezirken zu überwachen, sowie den Trödel, die Märkte und Messen nach Bedarf zu verbieten oder einzuschränken, ebenso den Transport von Pestkranken, krankheits- und ansteckungsverdächtigen Personen und Gegenständen zu hemmen oder einzuschränken.

Weiterhin ermöglicht das Gesetz die Beschränkung und das Verbot der Benutzung von Brunnen, Teichen, Seen, Wasserläufen, Wasserleitungen, sowie öffentlicher Bade-, Schwimm-, Wasch- und Bedürfnisanstalten für die Ortschaften, die von der Pest befallen oder bedroht sind. Seine Organe können die Reinigung von Wohnungen und anderen Gebäuden, in denen Erkrankungen vorgekommen sind, anordnen, eine zwangsweise Reinigung und schließlich die Vernichtung verseuchter Sachen anordnen.

Endlich macht das Gesetz im Paragraph 20, der ganz besonders mit Rücksicht auf die Pest geschaffen ist, die Anwendung von polizeilichen Maßregeln zur Vertilgung und Fernhaltung von Ratten, Mäusen und anderem Ungeziefer statthaft.

Lassen wir diesen Paragraph 20, den das Preußische Gesetz, betreffend die Bekämpfung übertragbarer Krankheiten, vom 28. August 1905, — im übrigen eine Erweiterung des Reichsgesetzes — auffallenderweise gestrichen hat, vorläufig außerhalb unserer Besprechung, und fassen wir die übrigen Bestimmungen ins Enge: Worauf beruhen sie? Wen treffen sie? Was wollen sie?

Sie beruhen auf der Annahme, daß die Pest eine Seuche sei, die durch den pestkranken Menschen, durch die von ihm getragenen oder berührten Sachen, Kleider, Betten, Waren, durch alle Leute, die mit dem Kranken verkehren oder sich ihm genähert haben, verbreitet und unterhalten werde.

Sie treffen die Menschen und den Menschenverkehr; sie treffen den kranken Menschen, seine Familie, seine Sachen, sein Haus, seine Beisteher und Tröster.

Sie wollen durch die Abtrennung der wirklichen oder vermeintlichen Pestverbreiter von der übrigen Bevölkerung das Übel abwehren und ausrotten.

Kurz, das Gesetz ist ein antikontagionistisches, das den Pestkeim bis ans Krankenbett, an die Leiche, in die Verwandtschaft und Freundschaft verfolgt und ein Haus, eine Straße, ein Dorf, eine Stadt in Unfreiheit und Belagerungszustand versetzt, sobald ein beamteter Arzt oder ein Polizeibeamter das für erforderlich hält.

Übertretungen des Gesetzes werden mit Geldstrafen bis zu fünfzehnhundert Mark und mit Haftstrafen im Gefängnis bis zur Dauer von drei Jahren geahndet. —

Das Gesetz besteht, und wir alle werden ihm, solange es besteht, unbedingt gehorchen, würden ihm auch ohne Strafandrohung gehorchen. Wir Ärzte aber werden immer wieder fragen und prüfen müssen, was für Folgen kann es haben, wird es seinen Zweck erfüllen, war es wirklich nötig?

Zunächst kann sich niemand verhehlen, daß das Gesetz die ihm Unterworfenen sehr schwer trifft. Es ist ein hartes Gesetz und kann unerträglich werden, wenn es durch Mangel an Einsicht und Herzensbildung von den ausführenden Beamten unnütz verschärft und gelegentlich zu Quälereien aller Art benutzt wird und damit zur Beunruhigung und Aufreizung des Volkes führt. Diese Möglichkeit ist auch von den Männern, die mit seiner Ausführung zunächst betraut sind, nicht übersehen worden. Im Paragraph 8 der Ausführungsbestimmungen zum preußischen Gesetz vom 28. August 1905 und mehr noch in offiziösen Auslassungen einiger Medizinalpersonen wird dringend empfohlen, in der Durchsetzung des Gesetzes Belästigungen tunlichst zu vermeiden. Zweifellos haben zu dieser Warnung die Veranlassung gegeben Vorgänge aus jüngerer Zeit in Indien und anderen Ländern, wo ein allzu rühriger Eifer der Pestausstampfer und Pestbazillenvernichter das dabei gequälte Volk bis zur Wut erbittert und zu gewaltsamer Gegenwehr gereizt hat.

Solche Vorkommnisse sind keineswegs neue Symptome des Volkswillens. Sie sind so alt wie die Versuche, Seuchen staatlich zu bekämpfen; sie haben in keiner Seuchenzeit und besonders in keiner Pestepidemie seit dem vierzehnten Jahrhundert gefehlt, und weil sie der Ausdruck dafür sind, daß den sogenannten Herdenmenschen Eingriffe in den Kreis ihrer Häuser und Familien sehr wehe tun und sogar unerträglicher erscheinen als selbst die Pest[8]), so sind sie für den Staatsmann mindestens so beachtenswert wie die Pest. Warum dafür immer wieder neue Erfahrungen sammeln, die fünf Jahrhunderte in Fülle gesammelt haben? Nur ein paar neuere Beispiele:

Als die Pest im Sommer 1756 in Kronstadt in Siebenbürgen herrschte und mit der Aussonderung der Kranken bekämpft wurde, da lief das Volk zusammen, empfing die Krankenwärter und selbst die Wundärzte mit Steinen, verschloß die Häuser und wies jede Arznei, die die Behörden gewaltsam einführen wollten, ab. Die Wut wurde besonders geweckt durch die Roheit einiger Krankenaussonderer, die beim Mangel an Wagen und Tragstühlen die Pestergriffenen halbtot über die Straßen trieben.

Das alles wiederholte sich in Moskau im Jahre 1771. Die Ärzte Schafonsky und Samoilowitsch, die von Pest sprachen, um die nach ihrer Meinung nötigen Maßregeln zu veranlassen, wurden beschuldigt, die Kranken vergiftet zu haben. Sie entrannen mit genauer Not durch militärische Hilfe. Der Erzbischof Ambrosius Kamensky, der die kirchlichen Bittgänge während der Epidemie und den Andrang zu den Heiligenbildern verbot, wurde zu Tode gesteinigt. Die Polizeibeamten, die Kranken und Gesunden die Wahl ließen, sich in die Pestspitäler treiben zu lassen, um dort einem sicheren Tod anheimzufallen oder sich mit ihrem Vermögen loszukaufen, wurden vom wütenden Pöbel in Stücke zerrissen. Überall mußte militärische Gewalt die zerrüttete Ordnung herstellen.

So ist es beinahe in allen Pestseuchen gegangen seit dem Jahre 1348, wo man mit Ausrottungsversuchen anfing, bis zum Jahre 1896 in Bombay. Das Volk hat auch die wohlgemeinte Störung seines Haus- und Familienfriedens immer mehr gehaßt als Pest und Tod und nichts mehr gefürchtet als die Leute, die ihm nicht einmal gönnten, nach seiner Art zu sterben, das letzte Recht, das dem Elenden bleibt. Im Jahre 1713 begleitete in Graz der Messner vom Bürgerhospital bei einem Versehgange den Priester zu einem Kranken, der nachher für pestverdächtig erklärt wurde. Nun sollte der Messner in das Kontumazhaus eingesperrt werden. Als er sich dessen weigerte, weil er wußte, daß es sein gewisser Tod sein würde, wurde er mit Gewalt dorthin gebracht und in ein Zimmer eingeschlossen. Da nahm er sich durch Erhängen das Leben.

Der Einzelne unterliegt der Gesetzesgewalt; die Masse empört sich. Das Ende war fast immer, daß die Behörden auf die Durchführung der Gesetze verzichteten oder daß die Regierungen versuchten, durch Todesstrafen das zu erreichen, was bei jeder milderen Strafe sich als undurchführbar erwies.

Merkwürdig dabei ist dieses, daß die Seuchengesetzgeber sich immer gerne selbst von ihren Gesetzen ausgenommen haben und daß die den Widerspenstigen angedrohte Todesstrafe für gewöhnlich nicht einmal imstande war, die Gesetzesgewaltigen selbst an der Übertretung ihrer Vorschriften zu hindern.

Der Herzog Bernabo Visconti, der heute von manchen als der geistige Urheber der ganzen staatlichen Pestabwehr gefeiert wird, erließ im Jahre 1374 das erste antikontagionistische Seuchengesetz für Reggio am Tessin, das wir weiter unten mitteilen werden. Als im Jahre 1361 die Epidemie in Reggio ausgebrochen war, flüchtete er nach Marignano und, da er sich hier nicht sicher genug fühlte, in ein Haus mitten im Walde; am Wege zu seinem Zufluchtsort ließ er eine Schrift anbringen, die jeden Wanderer, der es wagen würde, den Wald zu betreten, mit dem Tode bedrohte. Im Jahre 1373 befahl er in Mailand, wo sich die Pest zeigte, die Vernichtung aller Häuser und Paläste, worin Pestkranke oder Pestleichen lagen und die Tötung aller Pestkranken und ihrer Pfleger. Seine ganze Regierung, sagt der Geschichtsschreiber Muratori, war eine Kette von Gewalttaten und Verbrechen. — Als zu Pleskau im Jahre 1521 die Pest ausbrach, befahl der Fürst, die verseuchten Straßen zu sperren; er selbst floh aus der Stadt. — Im Jahre 1629 flohen aus Montpellier alle Mitglieder des Gesundheitsrates; vorher mit seinen Soldaten der König, dem man den Beginn der Seuche verhehlt hatte, als er einzog. Der Gesundheitsrat war zusammengesetzt worden aus „aufgeklärten, strengen und unbeugsamen Männern“, die ohne Schonung und rücksichtslos wie im Kriege die Pest und ihre Träger bekämpfen sollten und auch wirklich einige Zeit durch Sperre der verpesteten Häuser und Einschließung ihrer Insassen, sowie durch Austreibung der Bettler den Kampf heldenmütig geführt hatten. Wiewohl an Stelle der Entwichenen die Konsuln der Stadt das ihnen notwendig Scheinende weiter durchführten, raffte die Pest vierzigtausend oder fünfzigtausend Menschen, die Hälfte der Einwohnerschaft, weg. — Als in Marseille im Jahre 1720 die Pest aufs höchste wütete, legte das Parlament die Todesstrafe auf jeden, der das Gebiet von Marseille verlassen würde. Vorher waren die Reichen längst aus der Stadt gezogen, und kaum war das Gesetz veröffentlicht, so flohen auch die Polizeioffiziere, mit ihnen Hospitalverwalter, Apotheker, Hebammen, Notare, Richter und Kanoniker. Das mittellose Volk wurde dem Mangel, der Unmenschlichkeit und Habgier roher Gewaltknechte überlassen, die Lebende und Tote plünderten, Mädchen und Frauen vergewaltigten und sogar ihre Leichen schändeten. Die ganze Bürgerschaft wäre dem Untergang geweiht gewesen, wenn nicht der Gouverneur de Langeron und der Bischof Monseigneur de Belsunce mit den Geistlichen und Ärzten ausgeharrt und unter wahrhaft opfermütigen Anstrengungen Tag für Tag durch die Straßen und Häuser gezogen wären, um die Ordnung aufrechtzuerhalten und die Not zu lindern. Darum strahlen auch keine Namen glänzender in der Seuchengeschichte als die Namen dieser Männer, die sich nicht gefürchtet haben, mit dem Leben die Gesetze zu bezahlen, die feige Gesetzgeber gemacht hatten. Es starben zweihundertfünfzig Priester und fünfunddreißig Ärzte.

Das ist vielleicht eine der wichtigsten Lehren der Seuchengeschichte, daß im Wüten von Seuchen die Gesundheitsbehörden am wenigsten den Mut bewahren, das gute Beispiel der Gesetzeserfüllung zu geben, das allein die Masse bezwingt. So selten ist der Fall, daß der Gesetzgeber und Gesetzvollstrecker sich selbst und die Seinigen in Seuchengefahr vom Gesetz nicht ausnimmt, daß die Geschichte derartige Fälle besonders verzeichnet. Sie tat es im Jahre 1665 in Rom, wo der Leiter des Gesundheitsrates, der Kardinal Gastaldi, seinen eigenen Bruder, den Grafen Benedetto Gastaldi, der mitsamt seiner jungen Frau und einem großen Gefolge auf der Hochzeitsreise aus verdächtigem Orte nach Rom kam, die strenge Quarantäne durchmachen ließ, ehe er ihm den Eintritt in die Stadt erlaubte.

Wenn ein Gesetz notwendig und wohltätig ist, so wird man nicht nach der Möglichkeit oder Wahrscheinlichkeit von Gesetzesübertretungen durch Leute, die sich über das Gesetz stellen, und auch nicht nach dem Widerstande der blinden Menge fragen. Man wird das Nötige tun und die Folgen verantworten können. Aber ist ein antikontagionistisches Gesetz, das den Menschen in Haut und Herz hinein verfolgt, zur Abhaltung der Pest nötig und geeignet?

Die Antwort darauf kann entweder die theoretische Spekulation, wie sie von Laboratorien oder vom grünen Tisch ausgeht, versuchen oder die Erfahrung geben. Wieviel in unserer Frage die ersteren wert sind, wird sich später zeigen. Fragen wir die Erfahrung.

Können denn über das Gesetz vom Jahre 1900 bereits Erfahrungen vorliegen? Glücklicherweise ist noch keine Gelegenheit gewesen, es nachher zu erproben. Aber vorher sind Erfahrungen in der gründlichsten Weise gesammelt worden.

Sie liegen vor in deutlichen und leserlichen Akten seit dem Jahre 1348. Damals, beim Wüten der ungeheuren Pestpandemie, die in Europa allein an fünfundzwanzig Millionen Menschen tötete und unter dem Namen des Schwarzen Todes im Gedächtnis der Menschheit solange fortleben wird, bis einmal ein ähnliches oder noch größeres Sterben die Erinnerung daran verdrängt, — im Jahre 1348 erfuhren die Menschen sehr rasch, daß die Ansteckung von allen Herkünften aus verpesteten Gegenden, von kranken und von gesunden Menschen, von Schiffen, Kleidern und von Waren drohte und daß im Wüten der Seuche die Kranken und Leichen die höchste Gefahr brachten.

Es gab Städte, die sofort die Nutzanwendung machten. Genua verscheuchte die pesttragenden Schiffe, die in seinem Hafen Zuflucht suchten, mit brennenden Pfeilen; aber vergeblich. Mailand erwehrte sich, wie es heißt, durch strenge Torsperre und Verrammelung von drei Häusern, worin sich das Übel zeigte, wirklich der Ansteckung, während ringsumher in den Städten und Dörfern mehr als zwei Drittel, ja vier Fünftel der Einwohner starben und in Venedig von je hundert Menschen kaum drei oder vier übrigblieben. Man darf aber zweifeln, ob seine Gegenwehr die Ursache der Rettung für Mailand war; denn auch Valletidone bei Piacenza, wo man keine Abwehrmaßregeln ergriff, blieb verschont, und Novara und Vercelli litten nur wenig. Alle aber, Mailand eingeschlossen, zahlten schon im Jahre 1350 die vertagte Schuld an die Pest um so schwerer nach.

Im Jahre 1374 erließ Venedig strenge Maßregeln wider die Einschleppung der Pest durch Abwehr aller verpesteten und verdächtigen Schiffe, Menschen und Waren, und der Visconte Bernabo von Reggio am Tessin im Großherzogtum Modena verordnete unter dem 17. Januar desselben Jahres, daß jeder, den die Pest befallen habe, seine Wohnung verlassen und auf das Feld oder in den Wald sich begeben müsse, um dort zu sterben oder zu genesen. Wer die Seuche einbringe, solle alle seine Habe verlieren. Wer Pestkranke gepflegt habe, müsse zehn Tage abgesondert werden und dabei jeden Verkehr mit Gesunden vermeiden. Die Priester sollen die Kranken besuchen und der Staatsbehörde bei Strafe der Einziehung ihrer Güter und des Scheiterhaufens jeden Krankheitsfall anmelden. Niemand außer den dazu bestellten Leuten dürfe den Pestkranken beistehen bei Todesstrafe und Vermögensverlust.

Drei Jahre später, 1377, verordnet am 27. Juli der Stadtrat von Ragusa in Dalmatien, daß alle Ankömmlinge aus verpesteten Orten vom Bezirke abgewiesen werden sollen, falls sie nicht vorher in Mercana oder in Altragusa einen ganzen Monat lang zur Reinigung, ad purgandum, Halt gemacht haben. Personen, die mit den Abgesonderten in Berührung gekommen sind, müssen ebenfalls einen Monat lang abgesondert und durch Wind und Sonne gereinigt werden. Dabei sind die Zuträger von Nahrungsmitteln und anderen Dingen strenge zu beaufsichtigen.

Die dreißigtägige Absonderung erwies sich indessen ungenügend zur Entseuchung der Pestträger; deshalb erweiterte man bald die Trentina zur Quarantina. Zuerst in Marseille.

Hier wurde im Jahre 1383 die erste Quarantänestation errichtet, worin nach einer scharfen Schiffskontrolle die Menschen und Waren von verpesteten und verdächtigen Schiffen für vierzig Tage abgesondert und gelüftet, dem Wind und der Sonne ausgesetzt wurden. Verseuchte Schiffsladungen durften nicht verkauft und versteigert werden.

Bald erfuhr man, daß die einfache Durchlüftung und Besonnung auch in vierzig Tagen nicht immer genügte, um ein verseuchtes Schiff oder Haus zu entpesten. Man mußte auf wirksamere Mittel zur Zerstörung des anklebenden Pestgiftes sinnen. Sie kamen im Jahre 1399 in Reggio zur Anwendung durch den Visconte Giovanni, der die Vorschriften des Visconte Bernabo vom Jahre 1374 erneute und vermehrte. Jeder einzelne Pestfall, so schrieb er an den Magistrat von Piacenza, jeder einzelne Pestfall ist vermögend, ein ganzes Land anzustecken. Darum verordne er: es dürfe kein Fremder aus verpesteten Orten eingelassen, und es müßten die Stadttore wie in Kriegszeiten strenge bewacht werden. Wo dennoch die Pest eingedrungen wäre, da müßten die Häuser solange wie möglich gemieden und dürften nicht eher wieder bezogen werden, bis sie mindestens acht oder zehn Tage lang durchlüftet und dann noch durch Räucherungen und Feuerhitze gereinigt worden wären. Verpestete Kleider und Betten und Geräte aus verpesteten Wohnungen müßten die vorgeschriebene Lüftung und Reinigung in Wasser und Sonne durchgemacht haben, ehe sie wieder in Gebrauch genommen werden dürften. Bettstellen müßten vierzehn Tage lang dem Regen und Sonnenschein ausgesetzt, Kehricht, Stroh und Lumpen verbrannt werden.

Im Jahre 1402 machte in Mailand der zweite Herzog Giammaria Visconti neue Versuche, verpestete und verdächtige Dinge durch Räucherungen zu reinigen. Diese Räucherungen kamen fortan überall in Gebrauch und wurden auch bald zur Desinfektion verpesteter und verdächtiger Menschen angewendet und schon zu Beginn des sechzehnten Jahrhunderts in Frankreich von städtischen Beamten, vereideten aéreurs und parfumeurs, unter Aufsicht der prévots de santé und unter Beihilfe von Polizeidienern genau so ausgeübt wie heute bei uns die Desinfektion mit Formalindämpfen und anderen desinfizierenden Mitteln, wobei zwischen heute und damals nur der Unterschied besteht, daß unsere nutzlosen Desinfektionsmittel[9]) im Reagenzglas an Bazillen erdacht worden sind, während die alten Räucherungen auf dem Boden einer langen Erfahrung entstanden und erprobt worden und, wie wir später sehen werden, gegen die eigentliche Seuchengefahr gerichtet waren. —

Im folgenden Jahre **1403** geschah die Gründung des zweiten europäischen Quarantänelazarettes in Venedig zur Absonderung und Entpestung von Personen und pestfangenden Waren nach dem Muster, das in Marseille ausgebildet worden war.

Weiterhin aber sah man sich an vielen Orten Europas gezwungen, die Kontagion, die sich fest an Städte und Dörfer geheftet hatte, nicht nur an Menschen und Sachen und Gebäuden, sondern auch an Haustieren zu verfolgen. So wurde im Jahr **1410** in Angers an der Loire ein Polizeiverbot erlassen, daß die Schlächter kein Schwein kaufen und schlachten dürften, das nicht die Probezeit von vierzig Tagen durchgemacht hätte. Diese Verordnung fand überall Beifall. In Frankreich und Deutschland kam bald hinzu das Verbot, während der Pest Hunde und Katzen und Kaninchen und Hausgeflügel zu halten, weil man mehr und mehr Erfahrungen gesammelt hatte, daß diese Tiere wie die Menschen und ihre Sachen Träger und Verbreiter der Pest werden können.

Die Pest blieb nach wie vor im Lande oder wurde immer wieder neu eingeführt. Darum fingen im Jahre **1484** die Hafenstädte am Mittelmeer, um die so oft wiederholte Neueinführung des Übels durch Schiffsladungen aus der Levante sicherer zu verhüten, an, eine genauere Prüfung der Baumwolle, Kamelhaare und Biberstoffe vornehmen zu lassen, derart daß im Quarantänelazarett die Ballen von einem Manne mit nackten Armen geöffnet, durchwühlt, in Stücke zerlegt und der freien Luft ausgesetzt wurden. — Es geschah also genau dasselbe, was heute in Hamburg und in den preußischen Häfen wieder eingeführt worden ist, mit der Abänderung, daß hier statt der nackten Arme eines Menschen, die die Verpestung prüfen mußten, andere Versuchstiere, Ratten und Meerschweinchen, verwendet werden und die Zeit der Lüftung von vierzig Tagen auf vierzehn Tage vermindert ist.

Alle diese Maßregeln hatten immer noch nicht den gewünschten Erfolg. Die Pest wurde wieder und wieder eingeschleppt und wo sie war, da blieb sie hartnäckig; man gab sich alle Mühe, aber erreichte so gut wie nichts. Nun suchte man die Ursache des Mißlingens in Mängeln der Ausführung. Der Verkehr mußte noch zunderdichter gemacht werden. Darum beginnt zu Ende des fünfzehnten Jahrhunderts das Fahnden nach der in Truhen und Gewölben eingeschlossenen, an Stricken und Pelzen und Erbschaften jahrelang schlummernden Pest; darum im Jahre **1493** zu Venedig die Räucherung der Briefe und die Waschung des Geldes in Essig. In Troyes geht man 1499 dazu über, nicht allein die verpesteten Betten sondern sogar die Häuser zu verbrennen, da alle Reinigung vergeblich war. Dennoch blieb die Pest.

Nun hieß es, die Maßregeln wären zwar an und für sich gut und ausreichend, aber sie müßten strenger gehandhabt werden. Darum gab der Senat von Venedig im Jahre 1504 dem Gesundheitsrat das Recht über Leben und Tod für jeden Übertreter der Pestordnung.

Man hatte vergessen, daß dies bereits im Jahre 1474 auf Majorka eingeführt, vergeblich eingeführt worden war und mußte sich aufs neue davon überzeugen, daß es auch dieses Mal nicht zum Ziele führte. Man spürte nach weiteren noch unentdeckten Pestverbreitern. Das mußten die Ärzte und ihre Gehilfen sein. Nun fing man in Frankreich an, die Ärzte und Chirurgen und Wärter und Infektionsknechte und Totengräber als Pestträger in Lederwämse zu stecken und ihnen Schellen an die Füße zu binden, damit jeder ihr Nahen hörte. In der Hand mußten sie einen roten Stab tragen, um die Begegnenden abzuhalten. Ohnehin durften sie mit Gesunden nicht verkehren. Alle anderen Leute, die mit Pestkranken in Berührung gekommen waren, mußten einen weißen Stab in die Hand nehmen, wenn sie über die Straße gingen; sie durften keinen Laden betreten, keine Kirche, kein reines Haus. Pesthäuser wurden mit einem weißen Kreuz auf Fahnen oder Tafeln bezeichnet.

Was so um das Jahr 1500 in Frankreich ausgesonnen ward, wurde im folgenden Jahrhundert in Italien und Deutschland und Rußland allgemeiner Brauch. Namentlich fanden die Vorrichtungen zum Schutz und zur Abwehr der Ärzte und Krankenpfleger ungeteilten Beifall. Sie wurden in der Folge noch mit Schnabelmasken, Glasbrillen und hohen Stelzen ergänzt und haben sich bis in unsere Tage erhalten. Wir finden sie 1720 in Marseille, 1815 in Noja, 1828 in Ägypten, 1878 in Wetljanka; im Jahre 1904, ich sage 1904, etwas abgeändert in Niutschwang in Ostchina. Hier führten die europäischen und japanischen Bakteriologen Leinwandhauben mit Marienglasfensterchen für die Augen ein; die Hauben schlossen sich an wasserdichte Operationsmäntel und ebensolche Schuhe an.[10])

Alles das erwies sich bereits im sechzehnten Jahrhundert als ungenügend. Darum fingen die Leute die alte Flucht vor der Pest wieder an, wobei sie sich auf Ezechiel beriefen: Qui in civitate sunt pestilentia et fame devorabuntur et salvabuntur qui fugerint ex ea, und auf den Rat des vierzehnten Jahrhunderts: Mox, longe et tarde, den Hans Folz im Jahre 1482 also übersetzt:

Fleuch pald, fleuch ferr, kom wider spot!
Das sind drey krewter in der not
Für all appteken und doctor.

Im Jahre 1566 wiederholt ihn Matthaeus Flaccus Cygnaeus:

Drey wörtlin klein, Bald, Langsam, Weit,
Zeigen an die Flucht in Pestiszeit.
Bald mach dich auf, zeuch weit hindan,
Kom langsam wider; ist wolgetan.

Es wurde in Spanien und dann auch in Deutschland immer mehr und mehr ein ganz allgemeiner Brauch, daß alle Hofhaltungen, Regierungsbehörden, Gerichte, Ständeversammlungen, höhere Lehranstalten hin und herzogen, um der Pest zu entgehen und gesunde Orte zu suchen. So teilte sich die Universität Tübingen im Jahre 1527 in mehrere Abteilungen und zog nach Blaubeuern und Neuenburg, während die Landstände nach Markgröningen übersiedelten.

Die Pestbeunruhigung nahm so überhand, daß Martin Luther es zu einer öffentlichen Gewissensfrage machte, ob das Sterben zu fliehen sei, und nun stritten deutsche und englische Reformatoren ein Menschenalter hindurch und länger dafür, daß sich die Flucht vor der Pest mit den Pflichten des Christen gegen seinen Nächsten nicht vertrage. — Jedenfalls fürchtete Luther für sich die Pest nicht; als im Jahre 1527 die Universität aus Wittenberg nach Jena floh, blieb er zurück, las die Kollegien der entwichenen Professoren und nahm sogar Pestkranke zur Pflege in sein Haus auf. Zugleich aber befahl er der Obrigkeit, mit Hilfe des Meister Hansen gegen die pestilenzischen Mörder und Bösewichte zu wirken, die unter die Leute gehen und ihnen die Pest antun, als wäre das ein Scherz, wie man jemandem aus Schalkheit Läuse in den Pelz setzt. Diese Anklage war seit dem Jahre 1348, wo sie Tausenden von Juden und Aussätzigen und auch einzelnen Priestern und Totengräbern das Leben gekostet hatte, nicht wieder gehört worden. Jetzt fand sie allgemeinen Anklang, und durch zweiundeinhalb Jahrhunderte werden in zahlreichen Städten Deutschlands, Frankreichs, Italiens, Rußlands hochnotpeinliche Prozesse wider die unmenschlichen Pestsalber geführt, die das Pestgift aus Bubonen und Karfunkeln und anderen Dingen bereiten, um Menschen und Häuser und Kirchen damit zu verpesten.

Auf dieser Höhe antikontagionistischer Pestabwehr waren die Zustände allenthalben in Europa so unsicher und so unerträglich geworden, daß sich endlich auch die Ärzte, die bisher von den Behörden zwar über die Natur des Übels und die Heilmittel dawider, aber nicht über die zweckmäßigen Verfügungen wider die Pest gefragt worden waren, um die Sache kümmerten.

Aus dem Jahre 1540 rührt die erste Infektionsordnung der Stadt Wien, verfaßt von der medizinischen Fakultät. Ihr Gegenstand ist die Einschärfung der Straßenreinigung, die Durchsuchung der Häuser nach Pestkranken und verpesteten Sachen; die Empfehlung, Häuser und Straßen mit Wacholder zu räuchern, die Zimmer mit Lauge oder Essig zu waschen und zu lüften; das Verbot des Kleidertrödels, der Menschenversammlungen, Kirchenfahrten und Märkte; die Ausweisung der Bettler und fahrenden Leute in Pestzeiten. Später kam die Bewachung der Tore und Grenzen sowie ein Rundsenden von Verzeichnissen der infizierten Orte und die Einführung des Gesundheitspasses hinzu.

In England kam man langsam nach. Im Jahre 1543 erließ Heinrich der Achte die erste englische Pestordnung. Die Aldermänner sollen ihren Bütteln auftragen, an jedem Hause, worin sich die Pest zeigt, das Kreuzzeichen anzubringen und zwar für vierzig Tage. Alle Personen, die ihr Auskommen haben, müssen, wenn jemand der Ihrigen an Pest erkrankt ist, Ausgänge vermeiden und dürfen keine Versammlung besuchen, bevor ein Monat nach der Krankheit verstrichen ist. Alle, die vom Tagelohn leben, müssen so lange wie möglich das Ausgehen vermeiden und sollen, wenn sie ausgehen, einen zwei Fuß langen weißen Stock in der Hand tragen. Alle Leute, deren Haus verpestet ist, sollen alles Stroh zur Nachtzeit aufs Feld tragen und dort verbrennen; auch sollen sie alle Kleider der Angesteckten aufs Feld tragen. Kein Hausbesitzer darf einen Pestkranken aus dem Hause auf die Straße oder anderswohin aussetzen, ausgenommen den Fall, daß er dem Kranken eine Wohnung in einem anderen Hause bereitet. Alle Hunde, mit Ausnahme der Jagdhunde, Hühnerhunde und der großen Kettenhunde, die als Hauswächter nötig sind, müssen sofort aus der Stadt entfernt oder getötet und außerhalb der Stadt begraben werden. Die Kirchenvorsteher einer jeden Pfarre müssen jemanden anstellen, der alle Gemeindebettler an heiligen Tagen aus der Kirche hält und sie bedeutet, vor der Türe zu bleiben. Alle Straßen und Gassen müssen gereinigt werden.

Solche Pestordnungen, die alles Frühere zusammenfaßten, wurden nun fast alljährlich überall in Deutschland, Frankreich, England unter Beirat der Ärzte zusammengestellt und in Kirchen und auf Märkten vor versammeltem Volk verlesen mit der Weisung: Sag's einer dem anderen!

In Italien waren es vor allen die vier Ärzte Nikolaus Massa, Professor in Venedig, Hieronymus Fracastorius, Leibarzt des Papstes Paul III. beim Trienter Konzil, Viktor de Bonagentibus, Arzt in Venedig, und Antonius Porta, Leibarzt des Papstes Sixtus V., die in der Mitte des sechzehnten Jahrhunderts das, was man über die

Pestgefahr wußte und dem Staat zur Abwehr und Ausrottung der Pest empfehlen konnte, zusammenfaßten und ordneten. Dabei verwerteten sie nicht nur ihre eigenen Erfahrungen, die keineswegs gering waren, sondern vor allem auch die Akten und Verfügungen und Einrichtungen, die in Venedig und anderen führenden Staaten eine fast zweihundertjährige Erfahrung gesammelt und gebildet hatte. Man beschloß in Venedig und bald allenthalben in Italien die oberste Leitung aller Maßregeln wider die Pest in die Hände eines staatlichen Gesundheitsamtes zu legen, worin Ärzte und Professoren beratende Stimmen hatten.

Dieses Gesundheitsamt hat sichere Nachrichten über den Gesundheitszustand in den Ländern, womit Handelsbeziehungen bestehen, und ganz besonders in den Nachbarländern einzuziehen. Es hat alle Herkünfte von verpesteten und verdächtigen Ländern, Schiffe, Menschen, Waren, abzuweisen oder sie einer Reinigung zu unterwerfen. Die Reinigung wird in den Quarantänelazaretten vorgenommen, worin die Menschen, die aus verpesteten oder verdächtigen Orten kommen, für vierzig Tage eingeschlossen werden, ehe sie eine Stadt in Venetien betreten dürfen; ihre Sachen und Waren werden während dieser Zeit ausgeräuchert. Dabei wird ein Unterschied zwischen pestfangenden ansteckenden und ungefährlichen nicht ansteckenden Sachen gemacht. Zu den pestfangenden gehören besonders Tierwolle, Baumwolle und Federn, zu den anderen Metalle, Getreide, Früchte. Im ganzen Lande gilt die Anzeigepflicht der Pestkranken, Pestverdächtigen und Pestleichen; zu letzterem Zweck die allgemeine Totenschau. An verpesteten Orten müssen mindestens zwei Spitäler unterhalten werden, eines für Pestkranke, das andere für Pestverdächtige, das heißt für solche, die mit Kranken in Berührung gekommen oder in verpesteten Häusern gewesen sind.

Diesen Verordnungen des Gesundheitsamtes lag die folgende Vorstellung über die Pestgefahr zugrunde: Die Pest entsteht und wird verbreitet durch einen lebendigen Pestkeim, den Pestsamen, der im angesteckten Menschen und in den pestfangenden Sachen zur bösen Saat auswächst. Die Übertragung der Seminaria contagionum und insbesondere des Seminarium pestis kann auf drei Weisen erfolgen: 1. durch unmittelbare Berührung des Kranken; so werden außer der Pest die Syphilis, die Gonorrhoe, die Lenticulae (unser heutiger Abdominaltyphus), die Hundswut vervielfältigt; 2. durch tote und lebende Zwischenkörper, in denen der Krankheitszunder zurückgeblieben ist, durch Betten, Kleider, Häuser, Tiere; so werden Krätze, Lepra und Area Celsi vervielfältigt, die aber auch durch Berührung anstecken; 3. durch Vermittlung der Luft über eine kurze Entfernung vom Kranken oder vom verseuchten Zwischenkörper hinweg;

so werden Fleckfieber, Schwindsucht, Augenentzündung, Pocken und Masern und ganz besonders die Pest vervielfältigt. Alle Kontagia, die auf die Entfernung hin übertragen werden, können auch durch Zwischenkörper und durch unmittelbare Berührung anstecken.

Die Seuchen, die nur durch Berührung vermittelt werden, können durch Vermeidung der Berührung vermieden werden; die Seuchen, deren Kontagium sich an Zwischenträgern wirksam erhält, erfordern eine Reinigung der zundertragenden Sachen und Tiere; die Seuchen, die außer durch Berührung der Kranken und der Zwischenkörper auch auf eine gewisse Entfernung hin durch die Luft sich mitteilen, bedürfen ganz besonderer Vorsichtsmaßregeln im Verkehr mit den verseuchten Personen und Tieren und Sachen. Wer sich vor ihnen schützen will, stehe über dem Wind, lasse ein Feuer oder wenigstens ein Licht zwischen sich und der Ansteckungsquelle brennen, halte die Ansteckung durch Räuchermittel, Essigdunst, Naphthadunst, Tabakrauch und andere scharfe Dünste fern und lege undurchdringliche Kleider, Maske und hohe Stelzen an.

Für keine Seuche gelten diese Vorsichtsmaßregeln mehr als für die Pest. Pestis omnium maxime contagiosa quae ad distans, fomite et contactu afficit. Das ist der kurze Ausdruck für die schweren Erfahrungen, die das vierzehnte und fünfzehnte Jahrhundert in Pestzeiten gesammelt hatte und das sechzehnte zusammenfaßt. Nun beginnt in diesem der lange Streit der Ärzte über die Wörter Kontagium, Miasma, Infektion, Epidemie, der bis in das zwanzigste Jahrhundert hinein fortdauert.

Die Tatsachen, die eine lange Erfahrung zur kurzen Formel vereinigt hat, werden, einem Wortstreit zuliebe, vergessen, zerstreut, geleugnet. Die Pest steckt nur an durch Berührung des Kranken und höchstens noch durch verpestete Gegenstände vermittels des anklebenden Pestsamens; sie ist eine reine Kontagion, sagen die einen. Die Berührung der Kranken und ihrer Sachen ist ungefährlich, aber die verunreinigte Luft, das flüchtige und eindringliche Miasma der verpesteten Orte ist giftig; die Pest ist eine Infektion, sagen die anderen. Die Pest hat weder mit Kontagium noch mit Miasma etwas zu tun; sie ist eine ursprüngliche Verderbnis der Atmosphäre, eine Epidemie, sagten die Dritten und legten dem Wort Epidemie einen neuen Begriff unter, der die Verwirrung aufs Äußerste trieb. Am heftigsten und lautesten stritten die Ärzte, die die Pest gar nicht zu Gesicht bekamen, weil sie entweder keine Gelegenheit dazu hatten oder die Gelegenheit stolz vermieden, um den gefährlichen Krankenbesuch den Badern zu überlassen, oder durch den Nebel einer vorgefaßten Meinung sich die Schlichtheit und Klarheit der Tatsachen verhüllten. Sie vergaßen, daß die Wörter Kontagium,

Miasma, Epidemie einen bedeutenden Sinn und jedes seine Berechtigung haben, wenn man sie als kurzes Symbol für bestimmte Erfahrungen anwendet, aber Unsinn werden, wenn man anfängt, sich um das Wort als solches zu kümmern und um seinen philologischen Inhalt zu streiten.

Immerhin gewannen diese Wortklauber, worunter sich besonders Italiener und Deutsche hervortaten, durch den Schein ihrer Gelehrsamkeit bei den Studenten und durch die großartigen Versprechungen einer baldigen Pesttilgung auch bei den Regierungen rasch eine unbedingte Autorität. Die Kontagionisten hatten den Schein der Klarheit und den Vorteil des durch Überlieferung bekannten Schlagwortes für sich. Sie wurden bei Pestausbrüchen nach Venedig, nach Neapel, nach Wien berufen, mit königlichen Ehren empfangen, herrlich bewirtet und mit großen Geldgeschenken für ihren guten Rat und dafür, daß sie ihr Leben so großer Gefahr ausgesetzt hatten, belohnt. Aber so schnell, wie ihr Ruhm gestiegen war, so schnell sank er wieder. Die falschen Prognosen, die sie stellten, die machtlosen Sprüche, die sie äußerten, die kostspieligen und nutzlosen Maßregeln, die sie ins Werk setzten, besonders aber ihr vorsichtiges Fernbleiben aus jeder Pestgefahr und die sonderbaren Schutzvorrichtungen, womit sie ihre eigene werte Person umgaben, machten bald ihr Ansehen verbleichen und veranlaßten die Behörden, die Abwehrversuche selbst wieder und nach erprobteren Mustern in die Hand zu nehmen.

Wiederum also fiel die Ordnung und Praxis der Pestabwehr an die Staatsleiter, die in der Mitte des siebzehnten Jahrhunderts eine Höhe und Konsequenz der Pestpolizei erreichen, die jeden Kenner mit Bewunderung erfüllen. Um das zu beweisen, brauche ich nur an den großen Tractatus de avertenda et profliganda peste politico-legalis des Kardinals Gastaldi zu erinnern, der Rechenschaft über die Tätigkeit der heiligen Kongregation während der Pest im Kirchenstaat im Jahre 1656 gibt. Er ist ein Vorbild dafür, wie sich große Bemühungen im antikontagionistischen Sinne mit Klugheit, Großherzigkeit und Menschenliebe verbinden können. Wir erfahren aus ihm, wie sich die Sorge der Pestkommission auf die Feststellung der einzelnen Pestfälle durch die Anzeigepflicht der Kranken und Leichen, auf die Absonderung der Kranken und Verdächtigen von den Gesunden, auf den Kleidertrödel, auf die Einfuhr der Nahrungsmittel und die Einbringung der Ernte, auf die Wasserversorgung, auf die Begräbnisse, auf die Anstellung und Absonderung besonderer Ärzte, Wundärzte, Apotheker, Hebammen und Beichtväter für die Pestkranken und für die Verdächtigen, auf die Einrichtung, Ordnung und Reinhaltung der Spitäler für Verdächtige und für Verpestete, auf die

Ernährung der mutterlosen Säuglinge, auf die Regelung des Kirchenbesuches, der Testamentsangelegenheiten, der Tischgenossenschaft in Speisehäusern, des Hurenwesens, auf die freilaufenden Haustiere wie Hunde und Katzen erstreckt, wie zierlich man schwadronierende und widerspenstige Ärzte aus der Mitte hebt, wie die Reinigung der Häuser, des Hausrates, die Durchführung der Schlußdesinfektion und Schlußquarantäne geschah usw. Kurz, wir haben in dem Traktat Gastaldis ein vollkommenes Vorbild für die Ausführung unseres Reichsseuchengesetzes.

Aber das ist ein Thema für sich. Es sei nur gesagt, daß die Arbeit Gastaldis die Ansteckung vom Kirchenstaate und von der heiligen Stadt nicht abhalten konnte. Zwar verlor Rom nicht mehr als vierzehntausendfünfhundert Menschen, — immerhin etwa ein Siebentel seiner Einwohnerschaft, — während in Genua gegen siebzigtausend und in Neapel mindestens zweihundertachtzigtausend Opfer fielen. Aber wer die Pestgeschichte kennt, wird diesen Unterschied nicht notwendig den Bemühungen der römischen Kommission zuschreiben. Ich erinnere an Mailand im Jahre 1348.

Die Zeitgenossen aber priesen Gastaldis Erfolg. Dieser Erfolg und ein Buch, das unmittelbar aus dem Werk Gastaldis hervorging, der Governo della peste des Bibliothekars Muratori vom Jahre 1714, werden fortan neue Triebkräfte für die Abwehr der Pest in denjenigen Ländern, die nach der letzten europäischen Epidemie der Jahre 1663—1684 von der Levante und von der Türkei aus dauernd bedroht blieben.

Die Seequarantänen an der Südküste Europas waren seit dem Beginn des 15. Jahrhunderts eine bleibende Einrichtung. Jetzt fing man an, sie durch dauernde Landquarantänen im Osten zu ergänzen. Im Jahre 1770 wurde nach dem Vorbild des ungarischen Ordo pestis a Cardinale Comite a Kollonics conditus vom Jahre 1691 an der österreich-ungarischen Militärgrenze ein Dauerpestkordon errichtet, dazu bestimmt, die häufigen Einschleppungen der Pest aus der Türkei nach Österreich zu verhüten. Man machte aber sehr bald die Erfahrung, die im Jahre 1872, hundert Jahre nach der Errichtung des Kordons, von der österreichischen Regierung öffentlich anerkannt worden ist, daß diese Einrichtung durchaus unfähig war, auch nur ein einziges Mal einer türkischen Epidemie den Einbruch in die östlichen Länder des Reiches zu verwehren. So oft Bosnien oder Bulgarien oder die Walachei verseucht war, so oft wurde auch Dalmatien, Siebenbürgen, Ungarn, Galizien ergriffen.

Nicht anders verhielt es sich bei den Nachahmungen des österreichischen Kordons in anderen Ländern. So in Rußland. Während der armenischen und kaukasischen Epidemien der Jahre 1798, 1828,

1840 hatte das russische Transkaukasien trotz Kordon und Douane und Polizei und Quarantäne und Desinfektion mit Heißluftsterilisatoren und Chlordämpfen beständig unter der Pest zu leiden, während Persien, das mit Armenien durch die Straße von Erzerum nach Täbris in beständigem Verkehr stand und sich nie mit irgendwelchen Sanitätsmaßregeln geschützt hat, von der Pest durchaus verschont blieb. Die Dokumente, die von der Verwaltung der russischen Kaukasusländer mit großer Freimütigkeit veröffentlicht worden sind, zeigen, daß die angestrengtesten Abwehr- und Ausrottungsmaßregeln in keinem einzigen Falle die geringste Wirkung gehabt haben.

Und so ist es bei Abwehrversuchen wider die Pest immer und überall gewesen.

Aber inzwischen war es auch ganz gleichgültig geworden, ob die Pestabwehr half oder nicht. Die Anstalten und Einrichtungen dazu hatten, wie ihre Ausüber erkannten, einen Selbstzweck gewonnen. Sie waren ein einträgliches bequemes Geschäft für manche Behörden und für viele versorgungsbedürftige Leute und sogar eine wichtige Einnahmequelle für Städte und Staaten geworden.

An dem österreichisch-türkischen Grenzkordon in Siebenbürgen lebten in der letzten Hälfte des achtzehnten Jahrhunderts so viele Menschen von der Pestquarantäne, daß fast alle Jahre einmal oder mehrmals der falsche Ruf einer aus der Walachei oder Moldau herannahenden Pest verbreitet wurde, damit die kaiserlichen Grenzkommandanten Veranlassung zur Sperre fanden und die Kontumaz, die ein Monopol für die griechischen Kaufleute in Kronstadt geworden war, in Wirksamkeit treten konnte. Der gemeine Mann in Kronstadt kannte die Habsucht der griechischen Kaufleute und der Kontumazdirektoren so gut, daß er bei einem Pestrufe sagte: Die haben wieder Geld nötig!

Von Frauen des niederen walachischen Adels in Bukarest wurde erzählt, daß sie gewohnheitsmäßig Pestnachrichten machten, um die Stadt verlassen, aufs Land flüchten und dort von befreundeten Kaufleuten Liebe und Steuer empfangen zu können, während ihre Männer durch den Dienst in Bukarest festgehalten wurden. Die Pestkapitäne selbst verbreiteten die Pestgerüchte, weil sie dann die Gewalt hatten, die Leute ins Lazarett zu bringen, die verdächtigen Häuser aber mit ihrem Inhalt niederzubrennen, wobei zum Rauben bequeme Gelegenheit war. Sogar besoldete Chirurgen, die von der kaiserlichen Regierung in die Walachei und Moldau bei einem Pestlärm geschickt wurden, um die Wahrheit festzustellen, haben hier und da das falsche Gerücht unterhalten, um desto länger ihre Taggelder zu beziehen.

Wenn man die Berichte über die Quarantäne in Siebenbürgen und in anderen Ländern liest, so scheint damals fast nur die Wahl gewesen zu sein, entweder die wenig gefährliche Pest freizugeben und zugleich die Handelsfreiheit und damit den Wohlstand der betreffenden Gegenden wiederherzustellen oder in den Kontumazen einen angeblichen Schutz wider die Pest zu erhalten und die Leute verarmen und Hungers sterben zu lassen. Das sah bereits im Jahre 1785 der kommandierende General an der Militärgrenze ein; er befahl, künftig niemals ohne sein Wissen die Kontumazen zu sperren, es mögen Pestgerüchte auftauchen, woher sie wollen.

Nicht anders als in den Landquarantänen war es in den Seelazaretten. Der Philanthrop Howard, der um das Jahr 1800 die Pestanstalten Europas besuchte, faßte sein Urteil über die Musteranstalt Venedigs dahin zusammen, daß er die Verordnungen in dem venezianischen Lazarett weise und gut, aber die Ausführung infolge der Nachlässigkeit und Bestechlichkeit der leitenden Personen so schlecht fand, daß die Quarantäneanstalten zu nichts anderem taugten als zur Besoldung von Beamten und dienstunfähigen Leuten.

Mit welchem Nachdruck unredliche Quarantänebeamten ihr elendes Gaukelspiel an den Unglücklichen, die ihnen zum Opfer fielen, durchsetzen konnten, mag das eine Beispiel zeigen, daß in Frankreich noch im Jahre 1823 die Strafen gegen die Verletzer der Sanitätsmaßregeln die folgenden waren: Auf der Verletzung des unreinen Patentes, d. h. auf die Einfuhr verpesteter Waren oder Menschen stand die Todesstrafe; auf der Verletzung des verdächtigen Patentes, d. h. Einfuhr verdächtiger Sachen und Personen, eine Geldstrafe von zweihundert bis zwanzigtausend Franken; auf der Übertretung der Sperre ohne Patentverletzung Gefängnisstrafe von ein bis zehn Jahren oder eine Geldstrafe von hundert bis zehntausend Franken.

Die Folge dieser Strafbestimmungen war: der Staat hatte ein Interesse an großen Übertretungen als an einträglichen Steuerquellen; seine Organe hatten ein Interesse, das Vorhandensein des Pestverdachtes, der damals noch weit schwieriger als heute festzustellen und in weiten Grenzen willkürlich war, so oft wie möglich zu behaupten, um die wirklichen oder angeblichen Übertreter des Gesetzes zu zwingen, entweder die volle Buße an den Staat zu zahlen oder die fällige Schuld mit ihnen nach stillschweigender Übereinkunft zu teilen.

Bei solchen Zuständen ist es wohl kaum zu verwundern, wenn das Volk und die wohldenkenden Ärzte mit allen Mitteln gegen eine Lehre ankämpften, welche die alleinige Stütze jener Drangsalierungen und Gewalttätigkeiten war, die Lehre von der unbedingten und nur am Menschenverkehr haftenden Kontagiosität der Pest.

Schon bald nach dem Erscheinen der Schriften von Massa, Fracastor, de Bonagentibus, Porta hatten sich bedeutende Ärzte wider die Pestkontagion überhaupt ausgesprochen: Fioravanti, Facio, Mercurialis, Foreest. Sie hatten gewichtige Gründe, diese Lehre mindestens für ungenügend zu erklären. Nicht, daß sie das Contagium pestis, den Pestzunder, den Pestsamen, oder, wie wir heute sagen würden, den Pestbazillus geleugnet hätten. An seinem Vorhandensein und seiner Bedeutung zweifelte eigentlich niemand. Aber sie sagten so: Mit der Behauptung Portas und seiner Anhänger, die Pest wird simplici puroque contagio, einzig und allein durch den anklebenden Pestsamen, übertragen, damit kommen wir nicht aus.

Auf die Frage, wie wird die Pest verbreitet, hören wir immer das Wort: durch Übertragung, und das mag gelten. Aber auf die Frage, wie hört die Pest wieder auf, bleibt man uns die Antwort schuldig. Neben dem ansteckenden Pestsamen müssen andere Dinge sein, deren Beihilfe den Übergang des Samens von Mensch zu Mensch vermittelt, den Zunder an toten Dingen wirksam erhält und die gesunden Menschen fangbar macht, in deren Abwesenheit aber der Zunder unwirksam und die Menschen unempfänglich werden. Es muß Leiter, Zwischenträger, Vermittler für den Pestsamen geben, damit dieser epidemische Herrschaft gewinnen könne. Sehr scharf drückt das Sennert im Jahre 1664 aus: Causas alias esse pestem generantes, alias propagantes; Pesterreger und Pestverbreiter sind zwei verschiedene Dinge und diese so wichtig wie jener.

Das wußten eigentlich alle Leute, und das hatte einer der wenigen Ärzte, die die Pest an ihrem Hauptherd, in Ägypten, studieren konnten, Prosper Alpinus, im Jahre 1580 aufs gründlichste bestätigt.

Nach der wirklichen Erfahrung verhielt sich die Pest damals folgendermaßen: Die Pestansteckung kann von Mensch zu Mensch übergehen; aber dabei kommt es nie zur massenhaften Vervielfältigung der Krankheit, zur Epidemie; es bleibt bei sporadischen Fällen. Die Pestepidemie hat besondere Ursachen; sie hat ihren Anfang, ihre Mitte und ihr Ende zu bestimmter Jahreszeit; sie erlischt früher oder später, nach einem einzelnen Ausbruch oder nach einer Reihe von Jahresausbrüchen; sie erlischt überall von selbst und ohne Zutun der Menschen; und dabei ist das Merkwürdige, daß in manchen Ländern wie Ägypten unmittelbar mit dem Aufhören der Seuche fast an einem bestimmten Kalendertage oder binnen wenigen Tagen die verpesteten und ungereinigten Häuser und Zimmer ohne Nachteil wieder bewohnt, Handel und Verkehr wiederhergestellt, Kleider angelegt und umhergetragen, Betten, worin noch kurz vorher Pestkranke gestorben waren, ohne alle Gefahr und Folgen wieder benutzt werden dürfen.

Das, sagten die Ärzte, die die Wirklichkeit sahen, das unterscheidet die Pest wesentlich von den Kontagionen, die unmittelbar und fast ausschließlich vom Kranken zum Gesunden anstecken wie etwa die Syphilis. Die Pest hat ihre Hauptquelle außerhalb des kranken Menschen und hängt mehr von der Umgebung des Kranken als vom Kranken selbst ab. Die Pestgefahr haftet nur oberflächlich am Menschen und seinen Sachen und am Tier, sie ist an diesen durch Reinigung in bewegter Luft, in fließendem Wasser, im Rauch duftender Kräuter und harziger Hölzer leicht zu tilgen, aber sie haftet fest und untilgbar für Monate und Jahre an den Örtlichkeiten, und die Entpestung der Örtlichkeiten ist in der Pesttilgung die Hauptsache.

Immerhin war die Zahl der Ärzte, die diese landläufigen Tatsachen betonten und beherzigten, nicht groß. Wie sollten sie auch? Die meisten von ihnen standen, sobald sie sich dem Kranken näherten, mitten in der Gefahr, am verpesteten Ort, und unterlagen, da sie in der Nähe ihrer Kranken den Tod sich rasch und unabwendbar vervielfältigen sahen und ihn nicht selten mit sich nahmen und weiter trugen, ganz natürlich dem Bann der Kontagionslehre. Für sie hatte allerdings Sinn und Wahrheit der Code sanitaire der französischen Hafenquarantänen, der noch im Jahre 1835 den Ärzten und Chirurgen dieser Anstalten verbot, sich dem Pestkranken auf weniger als zwölf Meter Abstand zu nähern und sie anders als durch ein Fernrohr zu betrachten; der sie verpflichtete, alle Gefahr jungen Chirurgengehilfen zu überlassen. Konnten sie auch in der Privatpraxis die zwölf Meter Abstand nicht genau einhalten, so halfen sie sich so, daß sie die Kranken nur von der Tür der Krankenstube oder vom Fenster aus berieten, ihre Bubonen aus der Ferne mit sechs Fuß langen Messern eröffneten, und falls sie etwa einmal ausnahmsweise den Puls zu fühlen sich verpflichtet glaubten, Handschuhe oder ein Tabakblatt zwischen die Haut des Kranken und ihren Finger legten.

Derart machten es im Jahre 1720 in Marseille die französischen Ärzte, derart im Jahre 1771 in Moskau die deutschen Ärzte, die mit Staunen bemerkten, daß die russischen Chirurgen sich den Pestkranken wie gewöhnlichen Kranken zu nähern wagten. Den Ärzten ahmten die Geistlichen nach; in Alexandrien reichten sie den Pestkranken während der Epidemie des Jahres 1788 die heilige Wegzehrung und letzte Ölung mittels einer drei Fuß langen Zange, die am Ende eines Stabes befestigt war. Alles das geschah noch im Jahre 1812 in Odessa und 1815 in Noja. Und wer hätte das Ärzten und Priestern, die in Wirklichkeit große Gefahr liefen, verübeln mögen. Was an der Kontagionslehre übertrieben war, wußten sie dennoch. Nicht so sehr den einzelnen Fall fürchteten sie, sondern die Epidemie, nicht den Pestkranken an sich, sondern die Pestatmosphäre, die sich auf der Höhe der Seuche an den Arten ihrer Herrschaft bildete. Die Aufregung über den einzelnen Pestfall außerhalb der Epidemie überließen sie den Theoretikern.

Der blinde Lärm und die bleiche Furcht dieser Schulkontagionisten war allmählich sogar den Regierungen lästig geworden, so daß im Jahre 1770 der große Friedrich und Katharina von Rußland nicht umhin konnten, jedem, der von Pest sprach, den Tod anzudrohen, und mit Bewußtsein die Pest sogar da ableugneten, wo sie von ihrem Vorhandensein überzeugt waren.

Als im Jahre 1745 während des zweiten schlesischen Krieges in Oberschlesien unter den preußischen Soldaten Beulen und Karfunkeln herrschten, ließ der König den furchtbaren Namen mildern und die Ansteckung ein Faulfieber nennen. Hätte man sie, so schreibt er, für Pest erklärt, so wäre jede Verbindung unterbrochen worden, ja die Lieferung der Lebensmittel würde unterblieben und die Furcht vor dieser Krankheit würde für die Eröffnung des Feldzuges verderblicher gewesen sein als jede Gegenwirkung des Feindes. Man milderte deshalb den furchtbaren Namen und nannte diese Ansteckung ein Faulfieber. Nun ging alles seinen richtigen Gang. So sehr vermögen die Namen der Dinge die Menschen weit heftiger zu beeinflussen als die Dinge selbst.

Derselben Ansicht wie Friedrich war Bonaparte, als er am 11. März 1798 das Pestlazarett in Jaffa besuchte und Kranke und Leichen berührte, um den Soldaten zu zeigen, daß die Pest nicht anstecke, wiewohl er vom Gegenteil überzeugt war. Aber ihm war wie jedem Manne Furcht und Zuchtlosigkeit widerwärtiger als Pest und Tod.

Indessen behielt der Kontagionismus in seiner schroffsten Form praktisch die Oberhand. Als Bonaparte, aus Ägypten nach Frankreich zurückeilend, am 9. Oktober 1798 bei der Landung in Fréjus zum Entsetzen Europas die Quarantäne brach, da wollte ihn Sieyès erschießen lassen, und das wäre in regelrechten Zeiten unfehlbar geschehen.

Was dieses Mal zufällig unterblieb, das wurde im Jahre 1815 an wehrloseren Menschen nachgeholt. Während der kleinen Pest, die das kleine Städtchen Noja in Apulien berühmt gemacht hat, beschenkte ein mitleidiger Geistlicher aus Noja zwei Wachtsoldaten am Pestkordon, die sich zu Tode langweilten, mit einem Kartenspiel. Er und die beiden Soldaten wurden vor allem Volk erschossen. Das geschah unter dem Beifall von ganz Europa, von Europa, das in den Zeitungen lesen mußte, sogar ein Hund habe den Kordon durchbrochen, und nun sei die allgemeine Pest unvermeidlich. Dabei vergaßen die Europäer, daß zwischen dem Ausbruch der Pest in Noja und der Verhängung des Militärkordons durch den Obergesundheitsrat in Neapel fünf oder sechs Wochen vergangen waren, in denen viele Familien aus Noja und weit in die Provinz geflohen waren, ohne auch nur an einer einzigen Stelle die Pest, deren Vorhandensein damals noch bestritten wurde, zu verbreiten. Die namenlose Seuche war ungefährlich gewesen, aber die offizielle Pest mußte natürlich ohne offizielle Bekämpfung ganz Europa ins Verderben stürzen. So war es immer.

Die Vorgänge bei der kleinen Pest in Noja fachten aufs neue den Streit zwischen den Nonkontagionisten und den Kontagionisten an. Vorläufig blieb der Krieg auf dem Katheder und auf dem Papier. Da kam das Jahr 1835 und mit ihm für Ägypten ein Pestausbruch, der eine neue und große Gelegenheit gab, die Frage des Kontagionismus aufs neue zu prüfen.

Die Seuche, die seit dem November des Vorjahres sich langsam entwickelt hatte, brach im Februar furchtbar aus; sie forderte in drei Monaten gegen zweimalhunderttausend Menschen. Die beiden Städte Alexandrien und Kairo waren die Hauptherde ihrer Wut; sie verloren ein Drittel der Einwohnerschaft.

In Alexandrien bekämpften die Kontagionisten die Pest mit allen Vorsichtsmaßregeln, die man in Frankreich seit dem sechzehnten Jahrhundert ausgebildet und staatlich geheiligt hatte, das heißt, sie gingen auf hohen Stöckelschuhen, in Wachsmänteln und Brillenmasken und blieben den Kranken zwölf Meter weit vom Leibe, wie das Gesetz es befahl. Ja die höheren Medizinalräte taten noch mehr. Inspektor und Direktor der Quarantänen in Alexandrien und Mitglied des ägyptischen Gesundheitsrates war damals der Doktor Lardoni. Eingefleischter Kontagionist, furchtsam bis zur Lächerlichkeit, ohne Mut und ohne Hingebung, ganz in das Gefühl der Selbsterhaltung versunken, wollte er eben als Inspektor auch nicht der Fahnenflucht geziehen werden. Zwischen den beiden Trieben der Furcht und des Ehrgeizes siegte der letztere; er beschloß feierlich, im offenen Dienst zu bleiben. Aber er verließ sein Haus nicht anders mehr als auf hohem Pferde, dessen ganzes Reitzeug aus nicht empfänglichen Stoffen bestand. Der Sattel war genau mit Wachstuch bedeckt; die Steigriemen und die Steigbügel waren mit Dattelbaumfasern eingewickelt; aus demselben Stoff bestanden die Zügel. Nicht weniger merkwürdig als das Roß war sein Ritter anzusehen; ein weiter Mantel von schwarzem Wachstuch bildete eine Art von Sack, dessen beide Enden über Kopf und Füße gingen und ihm kaum eine Möglichkeit der Bewegung ließen. Ferner war er bewehrt von vier Reitknechten, die vor, hinter und zu den Seiten des Pferdes in einer Entfernung von vier Schritten marschierten, um jede Berührung des Ritters mit dem Pöbel zu verhüten. War Lardoni nach Hause zurückgekehrt, so ließ er die Kleider lüften, das Pferd baden, das Reitzeug waschen usw. Trotz aller dieser Vorsichtsmaßregeln wurde er von der Pest ergriffen. Sein Vertrauen auf die Schutzkraft seiner Vorrichtungen war aber so groß geworden, daß er die beiden ersten Krankheitstage nicht einmal an die Pest dachte. Als er am dritten Tage sich von Petechien bedeckt sah, da schrie er: Das ist die Pest, ich bin verloren! In der Tat erlag der Unglückliche am selben oder am folgenden Tage dem Übel.

Damals erkrankten und starben außer Lardoni noch andere strenge Kontagionisten in Alexandrien an der Pest; so Tourneau, „das Quarantänethermometer", wie er in der Stadt hieß, ferner die Frau des Doktors Rubbio, der nie anders als im Wachsmantel und zu Pferde ausging, und „der größte Zitterer von Allen", Paolini.

Im muselmännischen Kairo lachten die Nonkontagionisten Clot-Bey, Gaëtani, Lachèze über die vermummten Alexandriner und verkehrten ohne Vorsicht mit den Pestkranken und Pestleichen wie mit gewöhnlichen Kranken.

Clot-Bey, früher Barbier und, wie seine Feinde fälschlich ausstreuten, unfähig zu lesen und zu schreiben, war in Kairo unter türkischem Regiment Vorsteher der Medizinschule und des Gesundheitsrates; jedenfalls ein Mann, der sich um gelehrten Hader wenig kümmerte, aber seine Pflicht tun wollte. Er hatte bereits, ehe man offiziell von Pest sprach, verdächtige Kranke besucht und behandelt und sah nicht ein, wozu die Verkleidung der Pestärzte anlegen, nachdem das Wort Pest offiziell geworden war, während sie vorher unnötig gewesen. Zu ihm gesellte sich alsbald Bulard von Alexandrien, nachdem er sich hier nicht wohlgefühlt und seinen Wissensdurst nicht befriedigt hatte. Nun waren die beiden im Verein mit Lachèze und Gaëtani in den überfüllten Pestspitälern Tag und Nacht tätig und sahen nichts von Ansteckung durch Berührung oder durch Kleider oder auf drei Schritt Entfernung. Sie machten ohne jede Vorsichtsmaßregel mehr als hundert Sektionen; denn sie hatten ein Verständnis für die aufstrebende pathologische Anatomie, die eben eine genaue Kenntnis des Typhus contagiosus — wir nennen ihn heute Abdominaltyphus — gewonnen hatte, und nun auch vom orientalischen Typhus, von der Pest, Genaueres wissen wollte. Sie impften sich und zum Tode Verurteilte mit dem Eiter und Blut der Pestkranken; sie zogen die schweißgetränkten Hemden der an der Pest Verstorbenen an und merkten, mitten im Wüten des Beulentodes, von der Ansteckung nichts.

Am Ende der Epidemie, die mit der gänzlichen Niederlage der Kontagionisten endigte, wurde Clot-Bey vom Pascha Mehemet-Ali hoch geehrt: Clot-Bey, du hast dich in einer sechsmonatigen Schlacht mit Ruhm bedeckt. Ich mache dich zum General!

Jedenfalls gehörte damals soviel Mut dazu, sich zu den Nichtkontagionisten zu bekennen wie zum Ausharren in der Pestgefahr. Denn wenn auch, wie das englische Parlament im Jahre 1825 hervorhob, neun Zehntel aller Ärzte die Pest für keine ansteckende

Krankheit im Sinne der Kontagionisten hielten, aussprechen durfte man dies nur in England oder in der Türkei. Hier, in der Türkei, waren es vor allem zwei Männer, die auf Grund eigner reifer Erfahrung sich von dem Druck der herrschenden Lehre freigemacht hatten, der französische Arzt Brayer, der neun Jahre lang, von 1815—1824, in Konstantinopel den alljährlichen Pestgängen beigewohnt hatte, und der Hauptmann Hellmuth von Moltke, der damals die militärischen Zustände in der Türkei reorganisierte und dabei die Pestgefahr wißbegierig und gründlich wie ein Arzt erforschte. Man lese seine Briefe aus den Jahren 1835—1839. Hätte er als Generalfeldmarschall im Jahre 1870 mit der Pest zu tun gehabt, er würde unzweifelhaft gehandelt haben wie Friedrich im Jahre 1745 und Bonaparte im Jahre 1798.

Im Jahre 1835 blieb von dem Kontagionismus in der Pestlehre nichts übrig. Pestifer non afficit neque contactu neque fomite neque ad distans. Der pestkranke Mensch ist dem Menschen so gut wie gar nicht gefährlich, weder er selbst noch seine Leiche, noch seine Kleider.

Woher kommt denn die Pest? Die Pest kommt aus dem Boden, sagten Clot-Bey und seine Schüler. Auf der ersten internationalen Sanitätskonferenz zu Paris im Jahre 1851 hatte Clot-Bey die führende Stimme. Die Kontagionslehre war dem Fluch der Lächerlichkeit verfallen. Man spöttelte über die alten Ärzte in ihren Maskenanzügen, die ein großer Schrecken für die Kindlein gewesen sein mögen.

Der Spott dauerte nicht lange. Schon fünfzehn Jahre später hatte Clot-Bey die Rückkehr der irregeleiteten öffentlichen Meinung zum Kontagionsglauben als einen unwürdigen Rückschlag in mittelalterlichen Aberglauben zu beklagen. — Der Grund des Rückschlages war dieser: Die französischen und russischen Kontagionisten hatten im Jahre 1843 angefangen, die Desinfektion der Pestsachen durch Heißluftapparate in großem Maßstabe und mit großen Kosten auszuführen und hatten es durchgesetzt, daß im Jahre 1847 für den Orient ein europäischer Gesundheitsrat eingesetzt wurde, dessen Mitglieder in den Hauptstädten der Türkei residieren sollten. Sollte das alles überflüssig gewesen sein?!

Es war überflüssig. Denn als in den Jahren 1847—1858 der in Konstantinopel eingesetzte kaiserlich-ottomanische Reichssanitätsrat Fauvel sich in allen Provinzen des ottomanischen Reiches bemühte, Pestherde zu finden, da fand er keinen einzigen Pestfall, und dieselben Erfahrungen machte der Sanitätsrat in Alexandrien, Prus, während der Jahre 1847 und 1848 für Unterägypten. Die Pest hatte im Jahre 1841 mit Konstantinopel ihren letzten Sitz in Europa und 1846 sogar Ägypten geräumt. Die Kontagionisten triumphierten: Wir haben die Pest mit unseren Maßregeln besiegt;

wir haben sie vernichtet! Das glaubte die Menge trotz der ruhigen und sachlichen Bedenken, die von Männern aus beiden Lagern, von Pruner und Griesinger, gegen diese Meinung erhoben wurden.

Die Überzeugung von der gewaltsam vernichteten Pest wurde allmählich so stark, daß, als in der Folge aus dem Sudan oder aus Nordafrika, aus dem Himalaja oder aus Südchina wieder einmal ein dunkles Gerücht von der Pest kam, dieses Gerücht unbedingt falsch sein mußte. Die Pest war für immer ausgerottet.

Nur im Jahre 1878, als das Übel im Osten Europas, in Wetljanka bei Astrachan, ausbrach, da glaubte man wieder an sie und setzte den alten antikontagionistischen Apparat in Bewegung. Die russischen Ärzte und ausländischen Kommissionen besahen sich die Kranken aus gehöriger Weite in Kautschukoberkleidern, salbten sich ihre unbedeckten Körperteile mit Karbolöl und durchtränkten nach dem Krankenbesuch Bart und Haupthaar mit einem Karbolsprühregen. Der Ausbruch erlosch im vierten Monat, wie er das zu tun pflegt, aber man schrieb wie immer den Reinigungsmaßregeln das Verdienst zu.

Im Jahre 1894 kam, den Engländern und Franzosen in Südasien nicht unerwartet, für Europas Zeitungsleser ein neuer Schrecken, die Kunde vom Ausbruch der Pest in Hongkong und bald darauf die wichtige und beruhigende Nachricht von der Entdeckung des Pestbazillus. Endlich hatte man den Pestsamen in Händen und damit, wie es schien, auch die Wege und Mittel, seine Saaten richtig zu bekämpfen. Als zwei Jahre danach die Pest in Bombay auftauchte, versicherten in der Tat viele, mit der neuen Einsicht in das Wesen der Pest werde man des Übels bald Herr werden. Wir werden die Pest ausstampfen, war das Losungswort.

Nun wurden die Pestbazillenkranken abgesondert, die Angehörigen gesperrt, Verwandtschaft und Freundschaft auseinandergerissen. Kurz, es wurden alle Qualen des alten Kontagionismus auf die kranken und verdächtigen Menschen gehäuft, ohne daß man auch nur mit einem Gedanken die ehrliche Stimme des Volkes prüfte, die versicherte, die Pest kommt ja gar nicht von den Menschen. Das Volk empörte sich. Die Regierung zweifelte noch, ob sie nachgeben müsse oder nach ihrem Gewissen weiter vorgehen, als der Gesundheitsrat von Bombay sie auf eine ganz unerwartete Erfahrung aufmerksam machte, die die Ärzte der Stadt betonten. Von diesen hatte seit dem Ausbruch der Seuche und trotz der Nachweisung des Pestbazillus keiner geglaubt, die Kranken oder Leichen in Handschuhen und Masken und aus weiter Entfernung untersuchen zu sollen. Hinduärzte, Parsiärzte, englische, deutsche, französische Ärzte gingen zu den Pestkranken in die Häuser und in die Hospitäler wie zu ihren anderen Kranken.

Und es war in den Hospitälern, wo sich bald Hunderte von Kranken und Sterbenden häuften, nicht anders als im Jahre 1835 im Esbekiehhospital in Kairo. Pestkranke betasten, mit aufgelegtem Ohr auskultieren, ihre Exkrete und Sekrete im Notfall mit der bloßen Hand auffangen, die Sektionen ohne jede Schutzvorrichtung ausführen, brachte keine Gefahr, selbst dann nicht, wenn man kaum Wasser zum Reinigen in den nächsten Stunden hatte. Man durfte sich bei den Sektionen selbst septischer Leichen verletzen und mit oder ohne Verband weiter sezieren, ohne zu erkranken. Die Angehörigen der Verpesteten, die stundenlang und tagelang unter Hunderten von Sterbenden in dem Parelhospital, wo man sie zuließ, sich drängten, blieben gesund, während drinnen und draußen der Tod herrschte. Der Aufenthalt im Spital schien beinahe die sicherste Zuflucht vor der Pest.

Aber in den Wohnhäusern war es anders als in den Spitälern. Unter ihnen gab es sogenannte Pesthäuser, worin die Ansteckung fast unvermeidlich war. Wer dort zurückblieb oder gelegentlich dort einkehrte, der wurde von dem Übel ergriffen und starb fast sicher daran; denn von hundert Erkrankten genasen auf der Höhe der Epidemie kaum drei oder fünf. Die Pest ging von jenen Häusern so furchtbar aus und haftete so fest an ihnen, daß die gründlichste Reinigung und Desinfektion ihre Ansteckungskraft nicht zu beseitigen vermochte. Bereits im September 1896, als die ersten Pestfälle in Bombay festgestellt worden waren, wurde durch den Offizier des Gesundheitsrates, Doktor Weir, neben der Verfolgung der Pest am Menschen auch ein angestrengter Kampf wider die Verseuchung der Häuser eingeleitet. Er ließ die verpesteten Kleider und Betten verbrennen, die Zimmer und Häuser der Kranken von außen und von innen desinfizieren, verdächtiges Korn zerstören und lüften. Er ließ die Pesthäuser durch einen Karbolregen, der mittels Feuerspritzen erzeugt wurde, überschwemmen, so daß die Leute sich nicht ohne Regenschirme auf die Straße wagten. Der tägliche Verbrauch des Karbolwassers für ein Häuserviertel ging in die fünfzehnhundert Kubikmeter. Im Februar 1897 beschäftigte der Gesundheitsrat in Bombay dreißigtausendneunhundertsechsundsechzig Leute mit der Reinigung, Desinfektion, Kälkung und Abreißung der Häuser. Dabei sprach er ehrlich und ruhig aus, alle angewendeten Mittel seien Scheinmittel, Beruhigungsmittel für die öffentliche Meinung. Von einer Ausstampfung der Pest sprachen nur noch wenige Enthusiasten, allerdings sehr bestimmt und sehr laut.

Indessen machte die Verpestung Bombays und des Festlandes ihren stetigen und sicheren Fortgang und dabei lernte man folgendes: Die Pest kommt in der Tat, wie Clot-Bey sechzig Jahre zuvor behauptet hatte, aus dem Boden; die Pestgefahr haftet an den Häusern, deren Boden verseucht ist; die Verseuchung des Bodens wird durch verpestete Ratten bedingt. Der Mensch und seine Kleider und Geräte sind für gewöhnlich ganz ungefährlich; ansteckend wirkt er und seine Sachen nur unter der bestimmten Bedingung, daß er verpestete Rattenflöhe an sich trägt; durch diese kann er zum Pestverbreiter werden. Die neue und dabei so alte Seuchenformel der Pest: „Übergang der Ansteckung von Mensch zu Mensch" ist für Bombay nichts als ein Phantasiegebilde; die wirkliche Formel lautet: Pestratte, Floh, Mensch. Die Antikontagionisten haben recht: der Mensch ist in der Pest nur der leidende Teil, nicht der ansteckende und verbreitende Kontagiumträger wie bei der Syphilis und bei der Schwindsucht, wo er ebenso Geber wie Empfänger der Krankheit ist. Endlich waren auch die alten Fragen der Antikontagionisten gelöst: Wodurch stirbt die Seuche zu einer gegebenen Zeit ab? Wodurch kommt es, daß Häuser, Betten, Kleider, Leichen, denen man vorher nicht ohne die größte Gefahr nahen konnte, plötzlich in wenigen Tagen, um ein bestimmtes Kalenderdatum herum, entseucht werden? Und was weckt die Seuche wieder auf, was vervielfältigt sie und steigert sie ins Große? Antwort: die pesttragenden und pestübertragenden Flöhe. — —

Also war die uralte Behauptung der Kontagionisten von der Gef¨hrlichkeit der pestkranken Menschen und besonders der Satz: Ein pestkranker Mensch vermag ein ganzes Land anzustecken, ein uralter Irrtum, ein leeres Hirngespinst?

Das meine ich keineswegs. Ein genaues Studium der Pestepidemien, deren Ergebnis ich in einem ausführlichen Buch[11]) mitgeteilt habe, ergibt deutlich, daß die Formel: Übergang der Pestansteckung von Mensch zu Mensch, Weiterverbreitung der Seuche durch Menschen, für die Pest ebenso ihre Berechtigung hat, wie die Formel: Grund der Pestseuche in den Ratten, Verpestung des Menschen durch Rattenflöhe. Kontagionisten im Sinne des vierzehnten Jahrhunderts und Antikontagionisten haben beide recht, aber nicht zu allen Zeiten und nicht an allen Orten. Die Seuchenformel für die Pest hat in den verschiedenen Pestgängen gewechselt. Es gibt Pestepidemien, in denen die Formel lautet: Mensch — Floh — Mensch; eine solche war die Epidemie des Schwarzen Todes, wenigstens im Beginn. Es gibt andere Epidemien, wo allerlei Tiere des Bodens, des Feldes und Waldes als Vorboten, Empfänger, Opfer und Verbreiter der Pest eine große Rolle gespielt haben; es gibt andere, wo fast nur Ratten und Mäuse den Untergrund der Seuche für den Menschen bildeten; andere, wo als wichtige und vorherrschende Vermittler der Ansteckung die Haustiere, Stalltiere, Nutztiere wirkten. In den meisten großen Pestgängen haben alle diese Hilfsursachen zusammen und durcheinander gewirkt. Aber es gibt wohl keine Epidemie, wo die lebendigen Überträger in Gestalt pestsaugender und pestimpfender Insekten, wie es besonders die Flöhe sind, gefehlt haben. Der Pestbazillus macht die Pesterkrankung; das Heer der übertragenden Insekten macht die Epidemie.

Fassen wir gegenüber der einseitigen und irrigen Kontagionsformel, Träger und Opfer der Pest sei im wesentlichen der Mensch, und nur von ihm gehe die Gefahr für seinesgleichen aus, die wirkliche, die historische Pestformel kurz also zusammen: Quelle für eine Pestepidemie kann ein pestkrankes Tier, ein pestkranker Mensch, ein verpestetes Gewand, eine pestige Tier- oder Menschenleiche, irgendeine verpestete Sache werden. Zur Ausbildung einer Epidemie unter den Menschen kommt es aber nur dann, wenn entweder die Menschen selbst unter einer Flohplage oder ähnlichen Schmarotzerplage stehen, oder wenn große Herden von Pestträgern, wie Ratten, Mäuse, Hunde, Katzen, dem Übel einen breiten Untergrund geben und dabei Überträger, wie Flöhe, liefern, die eine Verpestung der Umgebung des Menschen bewirken und die Überimpfung des Bazillus auf den Menschen übernehmen. Im einzelnen wechselt das nach zeitlichen und örtlichen Umständen. Eine einheitliche, eine unabänderliche Seuchenformel der Pest gibt es nicht. — —

Den Grund für die Nutzlosigkeit aller antikontagionistischen Maßregeln wider die Pest fanden wir in der Feststellung, daß die Pestgefahr vom Pestbazillus oder, wie man früher sagte, vom Pestsamen allein nicht abhängt, sondern daß dieser unbewegliche in den Kranken und Leichen eingeschlossene und in den Absonderungen der Kranken fast ungefährliche Keim von beweglichen sich vervielfältigenden Überträgern muß aufgenommen und den Gesunden eingeimpft werden, damit eine wirksame und massenhafte Verbreitung des Pestsamens geschehen könne. Die Vielfältigkeit und Wandelbarkeit der Pestträger machte es begreiflich, daß Maßregeln und Gegenwirkungen, die sich nur oder vorzugsweise an den Bazillus im kranken Menschen und in seinen Ausscheidungen und an die davon besudelten Sachen halten, wenig oder gar nichts erreichen können und daß in einer Pestperiode wie der heutigen, worin die Hauptpestformel lautet: Verpestete Rattenvölker — pestbazillenaufnehmende Rattenflöhe — Überimpfung des Bazillus durch den Rattenfloh auf den Menschen ein antikontagionistisches Gesetz im Sinne des vierzehnten Jahrhunderts unmöglich paßt.

Diese Überlegung hat bei der Abfassung des Deutschen Reichsseuchengesetzes nicht ganz gefehlt. Dem staatlichen Bedürfnis, das aus jener Formel hervorgeht, versucht es durch den Paragraph 20 zu entsprechen, den das preußische Gesetz wieder gestrichen hat; von einem formalen Standpunkt aus nicht mit Unrecht;

denn er paßt in ein Gesetzesgefüge, das sonst nur den pesttragenden Menschen und seine Gebrauchsgegenstände als Ansteckungsgefahr für seinesgleichen bekämpft, nicht hinein; von einem sachlichen Standpunkt aus durchaus mit Unrecht; denn der Paragraph 20 ist in der Tat der einzige im ganzen Gesetz, der die heute waltende Pestgefahr einigermaßen deckt und falls er wirksam ausgeführt werden könnte, Abhilfe versprechen dürfte.

> „§ 20. Zum Schutze gegen Pest können Maßregeln zur Vertilgung und Fernhaltung von Ratten, Mäusen und anderem Ungeziefer angeordnet werden."

Bei der Ausführung müßte der Nachdruck auf das andere Ungeziefer gelegt werden. Denn es ist festgestellt; in den Ratten und Mäusen können wir den Pestbazillus ruhig sich selbst überlassen; der tut uns nichts; er ist unbeweglich und gelangt nur ganz ausnahmweise durch die Ausscheidungen der Ratte für den Menschen gefährlich nach außen, dabei durchaus unfähig, den vernichtenden Kräften von Fäulnis, Austrocknung, Licht länger als ein paar Stunden oder höchstens ein paar Tage zu widerstehen. Was also vor allem und zuerst anzugreifen und zu vernichten wäre, das sind die von der Ratte wegspringenden Bazillenüberträger, die bazillenimpfenden Flöhe, wobei es natürlich nichts schaden könnte, wenn auch die Pestratten als Vermehrer des Pestbazillus und als Pestquelle für die Flöhe beseitigt würden.

Die wichtigste Vorfrage ist aber diese: Kann der Mensch Ratten und Flöhen gegenüber seine Gesetze durchführen? Die Geschichte zuckt mitleidig die Achseln. Ich will nicht daran erinnern, daß, als im fünfzehnten und sechzehnten Jahrhundert in Deutschland und in der Schweiz die Bauern gegen die überhand nehmenden Mäuseplagen und Insektenplagen nichts ausrichteten, auch die Dorfrichter und die Geistlichen diesem Ungeziefer vergeblich mit Gerichtsbann und Exorzismen entgegentraten; ich will nicht daran erinnern, daß im Jahre 1665 in London eine allgemeine Verfolgung der Mäuse und Ratten, die man für die Pestverbreiter hielt, geschah, aber ganz gewiß nicht die Ursache war, daß jene Pest die letzte in London geblieben ist; denn auch im übrigen England und in Europa erlosch die Pest damals ohne Rattenverfolgung. Ich will nur auf die Erfahrungen aus neuerer Zeit deuten, in denen es sich gezeigt hat, daß im Vernichtungskriege wider die Ratten, der in zahlreichen Großstädten Deutschlands seit Jahrzehnten mit allen Mitteln und bedeutenden Kosten unterhalten wird, der Mensch sich längst für machtlos erklären mußte, auch dann, wenn er sich nicht scheute, zu so zweischneidigen Mitteln wie dem Paratyphusbazillus zu greifen, der mit einer Verseuchung unseres Ackerlandes und unserer Landbevölkerung droht. Die Machtlosigkeit des Menschen gegenüber den Ratten ist aber nicht unbegreiflich, da ein einziges Paar dieser Tiere sich in drei Jahren auf mehr als zwanzig Millionen vermehren kann.

Indessen ist die Unmöglichkeit der Rattenausrottung oder einer wirksamen Rattenverminderung nicht der einzige Grund, der die Bestimmung des Paragraphen 20 unausführbar macht; es gibt einen wichtigeren Grund, seine Anwendung dringend zu widerraten. Die Erfahrung hat gelehrt, daß die Ratten, wenn man anfing, sie zu verfolgen, vom Ort der Verfolgung wegflohen und in andere Stadtteile und Dorfschaften sich verstreuten. Im Jahre 1899 war in Oporto die Rattenverfolgung das Signal für die weitere Pestausbreitung. Möglich und ungefährlich scheint die Rattenvernichtung nur da, wo es sich um ganz isolierte Rattenkolonien wie in Schiffen handelt. Daß aber auch hier die größte Vorsicht geboten ist, mahnen die Vorfälle auf den Schiffen Bishopsgate und Hylas in den Jahren 1904 und 1905; sie waren mit gesunder Besatzung nach Hamburg gekommen; hier wurden sie entrattet; gleich nach der Abfahrt erschien die Pest unter der Mannschaft. Ich sage, das mahnt zur Vorsicht, nicht zum Verzicht auf die Reinigung der Schiffe von Ratten oder vielmehr von Flöhen.

Was die polizeiliche Vernichtung der Flöhe und der schmarotzenden Insekten überhaupt angeht, so ist diese im übrigen kaum aussichtsvoller als die gewaltsame Rattenverfolgung. Wir haben darüber die ununterbrochenen Erfahrungen der letzten fünf Jahrhunderte, die bei Pest und Pestgefahr in Räucherungen mit harzigen Kräutern und Hölzern, Salpeterdämpfen, Arsenikdämpfen, Schwefeldämpfen, Chlordämpfen die Insektenvertilgung vielleicht unbewußt, aber jedenfalls so zweckmäßig und gründlich wie möglich geübt haben. Wieviel oder wiewenig dabei heraus kam, habe ich genügend angedeutet.

Daß wir heute nur mehr an geringen Resten der schlimmen Ratten- und Insektenplagen leiden, die in früheren Zeiten geherrscht haben, ist nicht das Verdienst jener gewaltsamen polizeilichen Kämpfe wider das Ungeziefer. Die Geschichte wird dieses Verdienst unbedingt der Lebensart des neunzehnten Jahrhunderts zuerkennen, dem Jahrhundert der naturwissenschaftlichen Gesundheitspflege. Es hat uns gelehrt und bewiesen, daß die stetige friedliche Verbesserung der natürlichen Lebensbedingungen für den Menschen zugleich das sicherste Mittel ist für die Abhaltung von Schädlingen und Plagen aller Art, von großen und kleinem Ungeziefer, von Krankheitsträgern und Krankheitserregern; es hat uns bewiesen, daß die Erziehung des Volkes zur Reinlichkeit, zur leiblichen und häuslichen und öffentlichen Reinlichkeit weit mehr leistet als alle bisherigen staatspolizeilichen Ausstampfungen der Seuchen und ihrer

Träger und Erreger, die dazu ohne gleichzeitige willkürliche Ausstampfung von Menschenglück und Menschenleben ganz unmöglich sind.

Eine zukünftige Seuchengeschichte wird das neunzehnte Jahrhundert preisen, daß es für die Völkerhygiene jene Reinlichkeit im weitesten Sinne des Wortes entdeckt hat, die der erstaunlichste Hygieniker aller Zeiten in eifersüchtiger Liebe auf sein kleines auserwähltes Volk beschränken wollte, jene Reinlichkeit, welche an die Stelle der zeitweiligen notgedrungenen Antisepsis und Desinfektion im Volksleben eine stetige strenge Asepsis setzt.

Es lockt mich stark, zum Schlusse an Beispielen aus der Geschichte der Pest, der Lepra, der Syphilis, der Cholera den Segen der Mosaischen Hygiene an dem Teil des auserwählten Volkes zu zeigen, der durch drei Jahrtausende den alten Überlieferungen treu blieb. Aber es ist noch etwas zu erörtern übrig, was in engerer Beziehung zu den bisherigen Ausführungen steht. Das ist diese Frage an die Geschichte: Steht die Pest vereinzelt da mit ihrer wechselnden und vielfältigen Seuchenformel, oder gilt die Wandelbarkeit der Formel vielleicht auch für andere Seuchen, die wir heute so gerne unter eine unverrückbare Schulformel bringen möchten? Haben die gemeingefährlichen und übertragbaren Krankheiten, die außer der Pest vom Reichsgesetz und vom preußischen Gesetz bekämpft werden, vielleicht jene einfache Kontagionsformel, die sie dem Gesetz faßbar und haftbar macht?

Wie ist es mit dem Fleckfieber, mit den Pocken, mit der Lepra?

In der Seuchengeschichte gilt die Fleckfieberseuche von jeher als eine Plage, die einer ähnlichen Vielfältigkeit der Verbreitungsweise und Übertragungsweise unterliegt wie die Pest, und für die Pocken lautet, wenigstens im sechzehnten Jahrhundert, bei so klar beobachtenden Männern wie Fracastor, Massa, Mercurialis die Formel ebenfalls: Variolae afficiunt contactu, fomite et ad distans. Auch Pockenepidemien zu Anfang des achtzehnten Jahrhunderts in Irland und England bestätigen diese Formel und sprechen keineswegs für die einfache und alleinige Kontagion von Mensch zu Mensch.

Was die Lepra angeht, so war man im Jahre 1897 bei der ersten internationalen Leprakonferenz in Berlin darüber einig, daß nur der Mensch Träger und Opfer der Lepra sei; die Erörterungen bewegten sich im wesentlichen um die Frage, steckt der Lepröse den Gesunden durch Berührung an, oder ist die Lepra erblich? Zwölf Jahre später, 1909 auf der zweiten Leprakonferenz in Bergen, war die Erblichkeit der Lepra endlich und mit Recht abgetan, aber es zeigten sich so deutliche Möglichkeiten und Wahrscheinlichkeiten, daß der Leprabazillus auch außerhalb des Menschen existiert und gelegentlich von außen an ihn herankommt,[12]) daß eine Majorität für die ausschließliche Verbreitung der Lepra durch Kontagion von Mensch zu Mensch knapp zu gewinnen war und uralte Abweisungen dieser einseitigen Lehre neue Bedeutung und Leben gewannen.

Gibt es aber nicht eine ganze Reihe von Seuchen, deren Formel wirklich in der Gegenwart derart abgeschlossen ist, daß eine Geschichte ihrer Epidemiologie nichts mehr zu sagen hätte?

Hat nicht zum Beispiel die Malaria eine ganz unverrückbare Entstehungs- und Vervielfältigungsweise?

Die heutige Formel für die Malariaepidemiologie lautet: enger Generationswechsel des Plasmodium malariae zwischen dem Menschen und einer bestimmten Mücke, Anopheles claviger. Dieser Zyklus ist zoologisch bis in die feinsten Einzelheiten festgestellt. Die Epidemiologie nimmt die Formel dankbar an; aber sie stellt zugleich die Frage: Ist der Entwickelungskreis des Malariaerregers und sein Wirkungskreis damit unbedingt geschlossen? Die schulmäßige Ansicht ist, daß allerdings in der runden Kette gar kein Platz mehr sei für Nebenwege der Seuche und daß sich alle epidemiologischen Tatsachen dieser Formel zu fügen hätten. Die Geschichte der Malaria spricht anders. Sie lehrt, daß es Malariaepidemien gibt, die sich soweit und so bedeutend in den Winter hinein fortsetzen, daß von ihrer Ausbreitung durch die Mücken nicht ohne Hilfshypothesen die Rede sein kann; sie erinnert an die große Nordküstenepidemie des Winters 1826/7. Sie lehrt ferner, daß es in Malariaorten und Malariaseuchen neben malariakranken Menschen auch malariakranke Tiere gibt, Kühe, Ziegen, Schafe, Pferde, Hunde; eine Lehre, die zwar heute vielfach und nicht mit schlechten Gründen bestritten oder vielmehr umgedeutet wird, aber noch keineswegs ganz widerlegt ist. Sie lehrt weiter, daß auch das Wassertrinken in zweifellosen Fällen malariakrank gemacht hat, und ich brauche die Kenner der Frage kaum daran zu erinnern, daß der Entwickelungskreis des Malariaerregers da, wo die geschlechtlichen Gameten einsetzen, einen Nebenkreis im Wasser unter den Mückenlarven zunächst wenigstens hypothetisch zuläßt. Sie lehrt ferner, daß die alten Ägypter, die Bauern der Campagna, die Negervölker Zentralafrikas sich gegen die Mücken durch Netze oder hohe Gerüste, die sie am Abend besteigen, seit Menschengedenken schützen und daß die Eingeborenen Brasiliens seit Jahrhunderten die Chinarinde gegen das Wechselfieber anwenden; aber sie lehrt nicht, daß Mückenschutz und Chinarinde die Malaria vermindert oder ausgerottet haben.[13])

Das Gelbfieber. Die heutige Gelbfieberformel lautet: der Gelbfieberkeim kreist zwischen den Menschen und einer bestimmten

Mücke, Stegomyia fasciata. Die Geschichte lehrt, daß damit nicht alles gesagt ist. Es hat Winterepidemien des Gelbfiebers in Europa gegeben, wo die Gelbfiebermücke, falls sie dort vorhanden war, sicher nicht mehr stechfähig sein konnte. Ich erinnere an die Epidemie des Jahres 1804 an den Mittelmeerküsten, die in Livorno bis weit in den Winter, in Gibraltar sogar bis in den Februar 1805 mit fast unverminderter Heftigkeit angedauert hat. Wir lernen weiter aus der Geschichte, daß zwar in Mittelamerika die Gelbfieberseuche sich wie eine Epidemie mit bestimmter Abhängigkeit von der heißen Jahreszeit verhält, in Nordamerika dagegen eine verhältnismäßige Unabhängigkeit von den Mückenschwarmzeiten zeigt. Wir erfahren aus der Geschichte, daß außer Menschen auch viele Tiere, zum mindesten Hunde, Katzen, Pferde, Affen und Federvieh am Gelbfieber erkranken können, und die älteste klare Nachricht über das Gelbfieber aus dem Jahre 1688, die wir dem französischen Dominikanerpater Labat verdanken, deutet auf eine Anteilnahme der Ameisen an der Seuche als einer Art von Gelbfieberpropheten. Das sind alles Fragen und Anregungen der Geschichte, die einer weiteren wissenschaftlichen Erledigung harren.

Die heutige Formel für das Maltafieber oder Mittelmeerfieber lautet: Der Micrococcus Melitensis wird von der Ziege durch die Milch dieses Tieres auf den Menschen übertragen. Dabei vergißt oder verschweigt man nur, daß wie die Ziege so auch die Rinder, Schafe, Pferde, Esel, Hunde in den Maltafiebergegenden hochgradig verseucht sind und daß auch Leute, die nie Ziegenmilch getrunken haben, der Krankheit anheimfallen können. Dennoch soll die Kontumaz der Maltaziegen die Ausrottung der Seuche bewirken oder bereits bewirkt haben.

Die heutige Choleraformel heißt: Kreislauf des Cholerabazillus zwischen Mensch und Wasser; alle Choleragefahr für Europa haftet am Menschen; Überwachung des Menschenverkehrs einzige aber auch sichere Abhilfe. — Die Geschichte erinnert an die zahllosen vergeblichen Cholerakordons und Quarantänen; sie erinnert an immune Orte und Landschaften, die ohne Abwehr oder bei mangelhafter Abwehr mitten im Toben der Pandemien regelmäßig verschont geblieben sind, Würzburg, Versailles, Lyon; Lyon, das bei der großen Choleraflucht in den Jahren 1831, 1849, 1854 von Marseille und Paris aus mit Flüchtlingen überschwemmt wurde und bis heute keine Choleraepidemie kennt. Sie erinnert an große Landschaften, die oft angegriffen aber immer verschont geblieben sind, die Schweiz, Baden, Württemberg, ganze Gebiete von Griechenland, Nordamerika jenseits des fünfzigsten Breitengrades, Feuerland, Kapland. Sie erinnert an das Freibleiben der Schiffe auf hoher See trotz einzelner Cholerakranken am Bord und an die Erfahrung, daß ein Schiff im Hafen, worauf die Cholera ausgebrochen ist, nichts Besseres tun kann, als sofort die Küste zu verlassen. Sie erinnert an die beschränkte Dauer der Choleraausbrüche für jeden Ort. Sie erinnert daran, daß außer den Menschen gelegentlich auch Tiere Opfer und Träger der Cholera gewesen sind: Federvieh, Hunde und Wiederkäuer, besonders aber Insekten. Alles Tatsachen, die der Versuche, den Menschenverkehr cholerapilzdicht zu machen, spotten und darauf hinweisen, daß die örtlichen und zeitlichen Immunitäten nicht das Werk unserer antikontagionistischen Maßregeln sind.

Die Formel für den Abdominaltyphus, der zuerst seit der Mitte des 16. Jahrhunderts als Lenticulae und seit dem Ende des 18. Jahrhunderts als Typhus contagiosus neben der Syphilis und im Gegensatz zum Flecktyphus für das wichtigste Beispiel einer ausschließlich und streng an den Menschenverkehr gebundenen Kontagion galt, ist heute bereits wesentlich erweitert; sie lautet: der Mensch ist alleiniger Wirt des Typhusbazillus, seine Absonderungen sind Vermittler der Ansteckung; Wasser, und zwar fließendes wie stehendes, und verwässerte Milch sind der Untergrund für die Epidemien. Dabei hat noch niemand mit Sicherheit den Typhusbazillus im fließenden Wasser gefunden. Hier ist eine Lücke. Und das ist nicht die einzige. Geschichtliche Urkunden berichten von Typhuserkrankungen bei Tieren, Pferden, Eseln, Schafen, Kaninchen, und von Typhusübertragungen durch Tiere, Säugetiere wie Insekten. Dennoch kümmert man sich bei der Typhusausrottung nur um den Menschen; diesen verfolgt man, wenn er ein Bazillenträger ist, jahrelang und spricht von der großen Verantwortlichkeit, die er durch seine Existenz gegenüber der Gesellschaft hat; die Tiere läßt man, weil sie sich in unzureichenden Experimenten als unempfänglich erwiesen, laufen.[14]) — Die Geschichte lehrt, daß der allgemeine Rückgang des Typhus in den großen Städten Deutschlands mit den Bemühungen Pettenkofers und Virchows um die Reinigung der Städte, um die Kanalisation und Abfuhr in den siebziger Jahren des vorigen Jahrhunderts zusammenfällt, aber nicht mit der Errichtung der Zentralwasserleitungen, die vielmehr eine neue ganz unbekannte Typhusgefahr geschaffen haben. Dennoch behaupten viele, die wichtigste Maßnahme wider den Typhus sei die Einrichtung von zentralen Wasserversorgungen. —

Vielleicht möchte hier jemand auf die Syphilis und Gonorrhoe als Krankheiten hinweisen, die zweifellos nur von Mensch zu Mensch gehen und nur durch unmittelbare Berührung anstecken. Aber auch diese Kontagionen strengster Observanz finden gelegentlich Zwischenträger und Auswege zu einer epidemischen Vervielfältigung. Die Seuchengeschichte erinnert an Syphilisepidemien, die von Schröpfstuben ausgingen, wie die berühmte Stadt- und Landepidemie zu Brünn in Mähren, die Thomas Jordanus beschrieben hat;[15]) an Epidemien, die durch Spinnrocken oder Glasbläserpfeifen oder Eßgeräte von Mund zu Mund sich ausbreiteten, in Hessen, Dithmarschen, Dalmatien. Sie erinnert an Gonorrhoeepidemien, die noch in jüngerer Zeit in öffentlichen Bädern wie Lavey, Stockholm, Hamburg, Posen und Bad Nauheim, in Kinderkliniken wie Heidelberg und Berlin Hunderte von Kindern mit dem Trippergift besudelten.[16])

In allen diesen Epidemien und vielen ähnlichen blieb der Urträger der Ansteckung unbekannt oder wurde erst nachträglich mit einiger Wahrscheinlichkeit festgestellt. Was hätte hier ein antikontagionistisches Gesetz vermocht?

Und dennoch! Falls man überhaupt polizeiliche Seuchengesetze für ersprießlich und notwendig hält, so müßten zweifellos die ansteckenden Geschlechtskrankheiten, diese höchst gemeingefährlichen und die Volksgesundheit und Volkskraft in allen Ständen tief untergrabenden Seuchen, die heute weit ansteckender und verbreiteter und verderblicher sind als der Aussatz, an dessen Stelle in erster Linie in unsere neuen Seuchengesetze aufgenommen werden.

Der Antrag dafür ist bei der Vorbereitung des Reichsseuchengesetzes in der Tat gestellt worden. Er wurde abgelehnt.

Aus welchen Gründen? — Man wird wohl bedacht haben, daß eine polizeiliche Verfolgung so weit verbreiteter und so langwieriger Krankheitsträger wie der Geschlechtskranken, die zudem allen Schichten der Gesellschaft angehören und nicht selten gekrönte Häupter haben, unmöglich ist. Zugleich mochte ein natürliches Gefühl warnen, den Schutz der unverseuchten Familienteile mit der bürgerlichen Ächtung ihrer unglücklichen Mitglieder zu erkaufen und dazu dem Hausarzte neben der bereits peinlichen Pflicht der Anzeige auch noch die Schmach eines böswilligen Denunzianten anzuheften. —

Kontagionsgesetze werden auch bei der mildesten Ausführung nie ohne Vernichtung von Menschenglück und Menschenleben durchgesetzt. Ihre Wirksamkeit ist in den meisten Fällen zweifelhaft. Darum können sie höchstens vorübergehende Maßregeln für solche Völker sein, über deren Wohl und Wehe mitzuberaten Männer berufen sind, die sich Ärzte nennen.

Wir Ärzte haben den Wahlspruch des Baco von Verulam: Inservire commodis humanis!

Mit Baco von Verulam kennen wir keine andere Aufgabe der Gesetze als diese, die Menschen glücklich zu machen: Finis et scopus, quem leges intueri atque ad quem jussiones et sanctiones suas dirigere debent, non alius est quam ut cives feliciter degant!

---

# Anmerkungen.

[1]) Nach zwei Vorträgen, die auf der 81. Versammlung Deutscher Naturforscher und Ärzte zu Salzburg im Jahre 1909 gehalten worden sind. Siehe Verhandlungen der Gesellschaft Deutscher Naturforscher und Ärzte, 81. Vers., Leipzig 1910. — Belege und Ausführungen, die hier vermißt werden, findet man in meinem Buch: Abhandlungen aus der Seuchengeschichte und Seuchenlehre; I. Band: Die Pest. Gießen 1908 u. 1910.

[2]) Die gesetzlichen Grundlagen der Seuchenbekämpfung im Deutschen Reiche unter besonderer Berücksichtigung Preußens von Dr. Martin Kirchner, Geheimem Obermedizinalrat und vortragendem Rat im Ministerium der Geistlichen, Unterrichts- und Medizinal-Angelegenheiten usw. usw. Festschrift, dem XIV. Internationalen Kongreß für Hygiene und Demographie dargeboten von dem preußischen Minister der Geistlichen, Unterrichts- und Medizinal-Angelegenheiten. Jena 1907.

[3]) „Ein Krankheitserreger nach dem anderen wurde entdeckt, in Reinkultur gezüchtet und sein Wachsen und Absterben erforscht. Dabei zeigte sich, daß die Wege seiner Verbreitung und die erfolgreichen Mittel zu seiner Bekämpfung von dem, was in den Seuchengesetzen (nach 1832) stand, wesentlich abweichen.“ — „Durch den Erlaß von Anweisungen zur Bekämpfung der im Reichsgesetz (von 1900) behandelten Krankheiten — der Pest vom 3. Juli 1902, des Aussatzes, der Cholera, des Fleckfiebers und der Pocken vom 28. Januar 1904 — durch den Bundesrat wurde die Bekämpfung dieser Krankheiten wesentlich erleichtert.“ — „Der erfolgreiche Feldzug, welchen die preußische Medizinalverwaltung unter treuer Mithilfe des Reiches in den Jahren 1892/94 gegen die Seuche (Cholera) führte. Jetzt sah man, was ein auf rationeller Basis begründetes Vorgehen gegen eine Seuche vermag.“ — Usw. Kirchner (vgl. Anm. 2).

[4]) Zweite internationale Leprakonferenz v. 16.—20. Aug. 1909 in Bergen.

[5]) Hieronymi Fracastorii de contagionibus et contagiosis morbis et eorum curatione libri tres. Venetiis 1546. — Francisci Alphani, medici Salernitani, de pestilentia, febre pestilentiali et febre maligna nec non de variolis et morbillis quatenus pestilentes sunt. Neapoli 1577. „Pestis, phthisis maligna et alia istius modi afficere possunt per contactum, per fomitem et ad distans.“ — Johannis Marinelli Veneti De peste ac de pestilentiali contagio liber. Venetiis 1577. „Pestis, scabies, lepra, morbus gallicus, tabes, ophthalmiae, variolae per contactum, per fomitem et ad distans afficiunt.“ — Vgl. ΓΑΛΗΝΟΥ περι διαφορας πυρετων βιβλιον πρωτον κεφ. γ'. — Über die Indikationen zur Vermeidung der Kontagion bei phthisis, pestis, lepra etc. siehe Victor de Bonagentibus, Decem problemata de peste. Venetiis 1556. „Primae intentiones sunt separatio infectorum, proba aëris ventilatio, conclavium aut saltem lectulorum frequens permutatio una cum linteis et culcitris, praesertim si in eis exsudatum fuerit; vel, si eis tepefactis minister sudorem deterserit, comburenda aut penitus abjicienda sunt etc.

[6]) Die Quarantänefrage in der internationalen Sanitätsgesetzgebung von G. Kobler, österr. Landessanitätsrat. Wien 1898.

[7]) Belehrung über die Pest. Beilage zu den Veröffentlichungen des kaiserlichen Gesundheitsamtes. Berlin 1899.

[8]) „La déclaration de la peste est pire que la peste même“, schrieben die französischen Zeitungen bei Gelegenheit der Pest des Jahres 1720 in der Provence. (Proust, La défense de l'Europe contre la peste. Paris 1897.) —

Am 25. August 1909 brachten rheinische Zeitungen die folgende Bemerkung: „Aus dem Rheingau. Hier wächst der Unwille über die Vernichtungsarbeit der Reblauskommission. Seit einem Vierteljahrhundert entdeckt sie Jahr für Jahr in den verschiedensten Gemarkungen stets neue Infektionsherde und zerstört ganze Komplexe. Der Rheingauer Winzer sagt sich, wenn die Reblaus so gefährlich wäre, so hätte sie sich in den fünfundzwanzig Jahren ihres konstatierten Vorhandenseins unbedingt weiter als jedesmal über einige Stöcke ausdehnen müssen. Die Winzer fürchten nicht die Reblaus sondern die Reblauskommissionen und ihre Entdeckungen."

[9]) Nicht nur sind die Desinfektionsmittel bei der Pest unwirksam (Sticker a. a. O.), sondern die ganze Desinfektion bei der Pest ist überflüssig, wie Kirchner (a. a. O.) ausführt. Er spricht in seinem Buche „Die gesetzlichen Grundlagen der Seuchenbekämpfung" von der alten mangelhaften, mit großer Belästigung und vielen Kosten für die Bewohner verbundenen Vielgeschäftigkeit der alten Desinfektion, die sich darauf beschränkt habe, die Reinigung der Wohnung und die Desinfektion erst nach der völligen Genesung des Kranken durchzuführen. Es könne aber keinem Zweifel unterliegen, daß eine solche Desinfektion viel zu spät komme; denn, wenn der Kranke genesen, so sei die Mehrzahl der Krankheitskeime, welche sich in der Wohnung befinden, bereits abgestorben. — Anstatt aber hieraus den Schluß zu ziehen, eine Desinfektion, die sich von selbst vollzieht, ganz zu unterlassen, zieht unser Gewährsmann merkwürdigerweise den entgegengesetzten Schluß und fährt so fort: „Will man aber wirklich etwas erreichen, so darf man sich auf eine Schlußdesinfektion nicht beschränken, sondern muß vom ersten Tage der Erkrankung an, während der ganzen Dauer derselben ununterbrochen alle Absonderungen und Wäschestücke usw., welche von dem Kranken herrühren, sorgfältig desinfizieren."

[10]) Kobler (a. a. O.) irrt also, wenn er das Kostüm der alten Pestärzte zu den Maßregeln zählt, „die durch die moderne Erkenntnis und die Humanität unseres Jahrhunderts überwunden erscheinen".

[11]) Die Pest. Gießen 1908 und 1910.

[12]) Fragen zur Aëtiologie der Lepra von Georg Sticker. Monatshefte für praktische Dermatologie, 49. Band. 1909.

[13]) Mit den bisherigen Erfolgen der Malaria, Ausrottung durch Chinindarreichung beim Menschen sind wir dennoch zufrieden, weil wir außerordentlich bescheiden sind. Wir sprechen in unseren offiziellen Berichten aus Deutschostafrika von einem „erfreulichen Rückgang der Erkrankungsziffer", weil „im Jahre 1907—1908 nur 22,5 % der Europäer an Malaria erkrankt sind im Gegensatz zum Vorjahr, das 23,3 % Erkrankungen zählte." (Veröffentlichungen des kaiserlichen Gesundheitsamtes No. 29, 1909.) Also haben die gewaltigen Anstrengungen der militärischen Zucht unter unseren Schutztruppen mit vielen 100 000 Mark Kosten es fertig gebracht, von hundert Menschen einen oder genauer $^4/_5$ Menschen der Malaria zu entreißen.

[14]) Ich habe gefunden, daß in der Nähe eines menschlichen Typhusherdes verschiedene Tiere Typhusbazillenträger waren. Worüber gelegentlich Genaueres.

Vgl. Rudolf Emmerich und Friedrich Wolter. Die Entstehungsursache der Gelsenkirchener Typhusepidemie von 1901, München 1906. — Ferner Dieudonné, ebenda S. 180.

[15]) Thomae Jordani medici Luis novae in Moravia exortae descriptio. Francofurti apud Andr. Wechelum 1580.

[16]) Tripperseuchen unter Kindern in Krankenhäusern und Bädern. Von Georg Sticker. Vierteljahrschrift für gerichtliche Medizin. 3. Folge, 24. Band. 1900.

# Abhandlungen aus der

# Seuchengeschichte und Seuchenlehre

von

## Georg Sticker

## I. Band: Die Pest

### Erster Teil: Die Geschichte der Pest

Lexikon-Oktav. VIII und 478 Seiten, 12 Karten. 1908. 30 Mk.

### Zweiter Teil: Die Pest als Seuche und als Plage

Lexikon-Oktav. VIII und 542 Seiten mit 5 Textbildern. 1910. 30 Mk.

In den zwei Teilen ist der I. Band: Die Pest abgeschlossen

## Aus Besprechungen des ersten Teils:

Wer einen Scheuklappenhorizont hat, lasse ja die Finger von dem Werk! Um so größeren Genuß werden davon diejenigen haben, die nicht ihre Schule für den Nabel der Welt und das Jahr 1908 für das Jahr der Vollendung halten, sondern die über Raum und Zeit in die grenzenlose Geschichte zu blicken vermögen. Buttersack (Berlin) in den Fortschritten der Medizin.

Was die Geschichte der Epidemien die Ärzte und die verantwortlichen Behörden von heute lehren kann, ist noch niemals so klar und eindringlich und wirkungsvoll dargelegt worden wie in diesem vortrefflichen Buche, das jeder Historiker der Krankheiten gelesen haben muß und jeder Kliniker, Pathologe und Hygieniker und beamtete Arzt eifrigst studieren sollte. Sudhoff (Leipzig) in den Mitteilungen zur Geschichte der Medizin u. der Naturwissenschaften.

Mit Recht hat St. bei seinem Riesenunternehmen zunächst an die Geschichte gedacht. Sie ist das A und O auch der praktischen Arbeit nach dem bekannten Ausspruch, daß die Geschichte einer Wissenschaft die Wissenschaft selbst ist. Daß St. in beiden Gebieten, dem praktisch- wie dem historisch-medizinischen gleich berufener und bewährter Meister ist, das haben seine bisherigen klinischen und hygienischen, populären wie populärwissenschaftlichen Arbeiten bewiesen. Das beweist auch seine Universal-Pestgeschichte, von der wir wünschen, daß ihre Schwestern nicht zu lange auf sich warten lassen mögen.
Pagel (Berlin) in der Deutschen Literaturzeitung.

MIX
Papier | Fördert gute Waldnutzung
FSC® C083411

Zeitfracht Medien GmbH
Ferdinand-Jühlke-Straße 7
99095 Erfurt, Deutschland
produktsicherheit@kolibri360.de